간호에 관한 노트

KB175881

간호에 관한 노트

초판 인쇄 2021년 9월 11일
초판 발행 2021년 9월 15일

지은이   나이팅게일
펴낸이   진수진
펴낸곳   널스랩

주소   경기도 고양시 일산서구 덕이로 276번길 26-18
출판등록 2019년 10월 10일 제2019-000159호
전화   031-911-3416
팩스   031-911-3417
전자우편 meko7@paran.com

간호에 관한 노트

Notes on Nursing

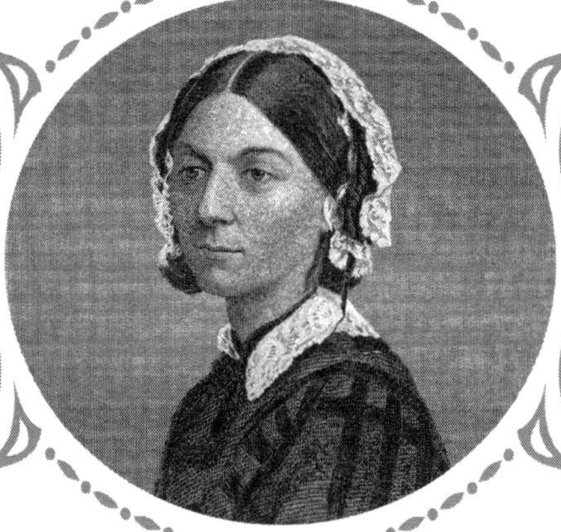

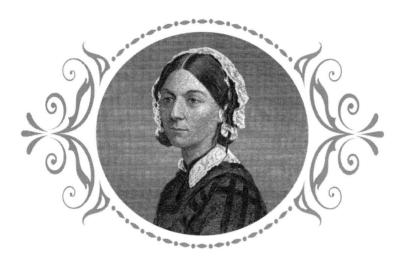

플로렌스 나이팅게일 저

모든 여성은 간호사이다.
건강을 책임지는 여성들에게 힌트를 주기 위해서 쓴 글.
신규간호사, 임상간호사, 간호학생, 예비간호사 필독서!

여기에 쓴 노트는 간호사들이 간호학 매뉴얼은 커녕 어떠한 법칙으로서 배우기 위해 의도한 것이 아니다. 이들은 단지 타인의 건강을 책임지는 여성들에게 힌트를 주기 위해서 쓴 것이다. 영국의 모든 여성, 아니면 최소한 대부분의 여성은 한 번쯤은 누군가의 자녀이건, 병약자이건, 건강을 책임지게 된다. 다시 말해, 모든 여성은 간호사이다.

일상적인 위생 지식, 혹은 간호에 대한 지식, 즉 어떻게 병에 걸리지 않는 체질을 만들거나 병에 걸려도 회복할 수 있는 체질을 만드는지에 대한 지식은 중요한 위치를 차지한다. 직업으로서 지니는 의학 지식과는 구별되어 누구든지 지녀야 하는 지식일 것이다.

그렇다면 만약 모든 여성이 언젠가 그들의 인생에서 간호 즉, 타인의 건강을 책임지는 일을 해야만 한다면 그들이 모두 어떻게 간호할 것인지 생각했을 때 그 경험을 모은 결과물은 얼마나 방대하고 소중한 것이겠는가.

나는 그들을 어떻게 하면 되는지 가르치려 들지 않을 것이다. 대신 그들 스스로 배우기를 부탁한다. 그리고 그러한 목적으로 그들에게 몇 가지 힌트를 주려고 한다.

무엇이 간호이고, 무엇이 아닌가.
WHAT IT IS, AND WHAT IT IS NOT

회복 과정으로서의 질병
Disease a reparative process

시작하기에 앞서, 우리는 한 가지 일반 원칙을 세워야 할 것이 있다. 그것은 바로 모든 질병은 반드시 고통을 수반하는 것이 아니라 그것의 어떤 시점이나 그 외 흐름에 있어서 어느 정도 회복 과정에 해당한다는 것이다. 즉, 중독이나 부패가 몇 주에서 몇 달, 나아가서는 몇 년간 간과되어 그 결과가 결정되어 있는 때에, 앞서 언급한 중독이나 부패가 진행되는 중에 자연이 치유하려는 노력이 아닌가 하는 것이다.

이를 일반 원칙으로 삼고자 한다면, 이와 반대되는 개인적인 일화나 예시를 마주하게 될 것이다. 만약에 지구상에 존재하는 모든 기후는 인간의 노력으로써 거주할 수 있게 바꿀 수 있다고 원칙을 세운다면 몽블랑의 꼭대기 역시 거주 가능하게 바꿀 수 있는가 하는 이견이 제기될 것이다. 이에 대한 대답은, 몇 천 년이나 지난 후에야 몽블랑 밑자락의 땅을 생기 있게 바꾸는 데 다다를 수 있을 것이라는 것이다. 산 밑자락에 이른 후에나 산 정상을 논의해야 한다.

질병의 고통에서 질병이 반드시 그 원인은 아니다
Of the sufferings of disease, disease not always the cause.

사적인 장소나 공공 병원에서 질병을 지켜본 바 경험 있는 관찰자로서 느낀 바는, 질병에 의한 증상이나 고통은 발병 시 불가피하고 부수적인 것으로 여겨지지만, 많은 경우 반드시 그러하지는 않다는 것이다. 오히려 그와 전혀 다른 것들, 즉 깨끗한 공기나 빛, 온기, 진정, 위생, 혹은 제때 주의 깊게 제공되는 식사 등 이 중 어느 것 하나나 모두가 부족한 경우에 문제가 발생한다. 그리고 이는 병원이나 개인적인 간호에 모두 해당된다.

우리가 질병이라 부르는 자연적 회복 과정은 지식이나 관심의 부족과 고통, 괴로움 혹은 이 모든 과정에 대한 방해에 의하여 저해된다.

환자가 춥거나, 열이 오르거나, 실신하거나, 식사 후 구토감을 느끼거나, 혹은 욕창이 있는 경우에는 이는 대개 질병 때문이 아니라 간호에 책임이 있다.

간호에서 행해져야 하는 항목
What nursing ought to do.

여기에서 간호라는 단어는 더 나은 표현이 없기 때문에 사용한다. 여태 '간호'는 투약과 습포를 가는 것 정도의 의미로 한정되어 있었다. 하지만 간호는 신선한 공기와 빛, 온기, 위생, 안정이 적절하게 사용되고 환자에게 적절한 식단을 구성하고 부여하는 것을 포함하여야 한다. 그리고 이 모든 것들은 환자의 생명력을 최소한으로 희생하는 한에서 행해져야 한다.

환자 간호에 대해 제대로 이해되지 않은 점
Nursing the sick little understood

간호에 대해서 말할 때 모든 여성은 좋은 간호사가 될 수 있다고들 묘사한다. 나는 이와 반대로 간호의 주요 요소들은 거의 알려지지 않았다고 생각한다. 하지만 그렇다고 하여 이가 간호사의 책임이라는 것은 아니다. 나쁜 위생, 나쁜 건축구조, 나쁜 행정 처리는 종종 간호를 불가능하게 한다.

하지만 간호의 기술은 이러한 상황을 포함해서도 그 자체로 내가 말하는 간호가 가능하도록 하여야 한다.

요즘 행해지는 간호 기술은 신이 의도한 대로의 질병 (즉,

회복 단계)을 없애는 방향으로 확연하게 구성되어 있는 것으로 보인다.

간호는 회복 단계를 돕는 것이어야 함
Nursing out to assist the reparative process

최초의 반대의견으로 돌아가보자. 이러 저러한 병 역시 회복 단계인가, 이러한 질병은 고통을 수반하지 않을 수 있는가, 환자의 이러 저러한 고통이 어떤 보살핌을 통해서라도 방지될 수 있는가, 등 질문을 받는다고 가정하자. 이에 대해 나는 겸허히 대답하건대, 그 답을 모른다. 하지만 질병에 의한 증상 때문에 고통 받는 것이 아니라 앞서 언급한 자연적 회복 단계에서 주요 사항들이 갖춰지지 않았기 때문에 환자가 고통을 받는 것이었고, 그러한 상황에서 중요한 사항들을 모두 갖추어서 고통을 받지 않도록 했는데도 고통이 계속된다면 우리는 그때 그 질병의 증상이 무엇이고 그 질병에서는 고통이 반드시 수반된다는 사실을 알 수 있을 것이다.

다른 가장 흔하고 즉시 제기될 의견은 '그렇다면 콜레라나 열병 등이 있을 때 아무 것도 하지 않을 것인가?'라는 것이다. 이는 투약이 뭐라도 하는 것, 나아가서는 투병의 전부라고 여기는 확고하고 보편적인 신념에서 비롯된 것으로 신선한 공기와 온기, 위생 등을 제공하는 것은 아무것도 하지 않는 것이라고 믿는 데서 나오는 질문이다. 이에 대한 대답은, 이와 같은 질병에서 특정한 치료법의 정확한 가치나 치료 방식은 아직 확실하게 알려진 바가 없지만, 주의 깊은 간호는 이러한 질병의 문제를 결정짓는 데 매우 중요한 역할을 한다는 것이 일반적인 경험이라는 것이다.

건강한 사람을 보살피는 것
Nursing the well

건강한 사람을 잘 보살피는 일의 구성요소에 대한 이해는 환자를 보살피는 것 만큼 잘 알려져 있지 않다. 실질적으로 그들은 같은 것이기 때문에 건강한 자의 건강유지법이나 간호법은 환자의 건강유지법이나 간호법과 같은 것들이 적용된다. 이를 어긴 결과로 전자에게는 (항상 그런 것은 아니지만) 좀 덜 심한 결과가 있는 것일 뿐이다.

"하지만 내가 의사도 아닌데 이런 의학 지식을 어떻게 알아? 이건 의사에게 맡길 문제야." 이처럼 이는 항상 이의제기가 되는 부분이기도 하다,

잘 이해되지 아니한 것들
Little Understood

오, 가정의 어머니들이여! 이렇게 말하는 당신들은 이 문명 사회 영국 땅에서 7명 중 1명의 유아가 한 살이 채 되기도 전에 사망한다는 사실을, 런던에서는 2명 중 5명이, 다른 잉글랜드의 도시들에서는 약 1명 중 2명이 5살이 채 되기도 전에 사망한다는 사실을 알고 있는가?[1] 분석화학자 새턴에 의하면 "연약한 유아의 수명은" 위생상태의 "가장 섬세한 테스트"이다. 이 모든 이른 고통과 죽음이 있어야만 하는가? 아니면 자

---

1 [Curious deduction from an excessive death rate.] 과도한 사망률에 대한 특이한 추론

이에 대하여 많은 좋은 추론들이 있어왔다. 오랜 기간 동안 다음과 같은 소식이 신문에 게재되었다: "매년 런던에서는 25000여 명에 해당하는 어린이들이 10살에 이르기 전 사망한다. 그러므로 우리는 소아과 병원이 더 필요하다."

또한 이번 봄에 투자 설명서가 발행되고 다른 갖가지 방침들이 실행되었다. 여기서 제기된 항목은 "여성들에게 위생학에 대한 지식이 부족하다. 그러므로 여성 병동이 더 필요하다,"는 것이 있었다.

이들은 모두 슬프게도 사실이다. 하지만 추론이란 무엇인가?

높은 유아 사망률은 매우 잘 알려져 있다. 바로 위생과 환기, 표백이 충분히 되지 않는 것이다. 함축하자면 가정 내 위생 결함이 그 원인이다. 이에 대한 해결책 역시 잘 알려져 있다. 그리고 그 해결책에는 소아병동 설립이 포함되어 있지 않다. 부족이 있을 수는 있다. 하지만 이는 어른을 위한 병실이 부족한 것과 마찬가지다. 하지만 런던의 호적 본서 장관이, 예를 들자면 리버풀의 높은 유아 사망률을 근거로 병실이 부족하다고 주장하거나 이를 바탕으로 병원을 설립해야 한다고 주장하지는 않을 것이다.

다시 돌아가서 여성들, 이 뛰어난 여성들, 가정 내 위생에 대하여는 최초이자 마지막으로 기대야 하는 이들은 안타깝게도 위생학 지식이 부족하다. 하지만 누가 이 부족을 이유로 여성 병동의 지어야 한다고 주장하겠는가? 권위 있는 의견에 의하면 병원이 사망률, 특히 유아 사망률을 높이지나 않기를 바라는 우려마저 있을 지경이다.

연이 어머니는 항상 의사를 대동하도록 의도했는가? 그것도 아니라면 피아노를 배우는 것이 아이들의 보전 방법을 배우는 것보다 더 나아서 그런 것인가?

우리와 멀리 떨어진 천체의 움직임에 대한 법칙은 완벽하게 알려져 있지만 인간 정신의 법칙은 우리가 매일 접하면서도 이천 년 전에 비하여 더 알게 된 것이 없다는 점이 놀랍다고 맥컬리가 어디선가 말한 바 있다.

하지만 더 놀라운 점은 우리가 멋으로 배운다고 할 수 있는 과목들 예를 들자면 천문학과 같은 모든 여학교에서 가르치면서도, 신이 이 세계와의 관계에서 우리의 몸에 부과한 법칙에 대해서는 어떤 계층의 어머니들이나 학교의 선생들에게도, 혹은 아이들의 보모나 병원 간호사들에게도 가르쳐진 적이 없다는 것이다. 다시 말해, 신이 우리의 정신을 집어넣은 이 몸을 건강하거나 건강하지 않게 하는 법칙은 거의 알려진 바가 없다. 이러한 자연의 법칙이 어느 정도 이해되지 아니한 것은 아니나, 어머니들 마저도 아이들에게 건강한 삶을 주는 법을 배울 가치가 있다고 여기지 않는다. 그들은 이를 의학이나 생리학이라 부르며 의사들에게나 적합하다고 한다.

다른 이의를 제기해 보자.

우리는 수시로 "하지만 자녀들의 건강을 통제하는 환경은 우리가 조종할 수 있는 것이 아니다. 공기가 탁한 것을 우리가 어떻게 할 수 있는가? 대부분의 사람들은 일어나기도 전에 공기가 맑지 않은 것을 안다."는 말을 듣는다.

이에 대하여 나는 앞서 나온 이견에 비하여 더 확신 있는 답변을 줄 수 있다. 누가 공기가 탁한 때를 알고 지내는가? 확연히 산악지대의 소치기는 아니겠지만 신선한 공기나 햇빛이 부족한 곳에서 사는 젊은 여성은 탁한 공기를 인지할 수 있을 것이다. 이러한 사람을 산악지대의 소치기가 사는 곳 같은 청결한 환경에 놓으면 그 역시 탁한 공기를 모르고 지낼 것이다.

CONTENTS
차 례

저자의 말 · 5

I. 환기와 보온 Ventilation and Warming

간호의 첫 번째 법칙 : 실내의 공기를 실외 만큼 깨끗하게 유지하기

First rule of nursing, to keep the air within as pure as the air without

간호의 첫 번째 근본 원리이자, 간호사가 첫 번째와 마지막으로 주의를 기울여야 하며, 환자에게 첫째로 갖춰져야 하고, 이가 제대로 갖춰지지 않으면 나머지는 하나마나라고 까지 할 수 있는 것은 바로 환자를 춥게 하지 않으면서 환자가 호흡하는 공기를 바깥 공기처럼 맑게 유지하는 것이다. 그렇지만 왜 이가 제대로 관리되지 않는가? 공기의 관리에 대해서 생각을 해보더라도 가장 이해할 수 없는 오해가 주도하고 있다. 환자가 있는 공간으로 환기를 시키더라도 아주 적은 숫자의 사람들 만이 어디서부터 공기가 들어오는지 신경 쓴다. 다른 병실을 환기시키는 중의 복도나, 항상 통풍이 되지 않아

가스나 음식 냄새, 혹은 다른 퀴퀴한 공기가 쌓인 현관, 혹은 지하의 부엌, 싱크대, 세탁소, 화장실, 심지어는 실제 나의 경험에서 본 것처럼 오염물로 가득한 하수구에서부터 들어오는 공기로 환기를 하는 경우도 있다. 이것은 환기라고 부르기보다 중독이라고 부르는 것이 맞을 것이다. 환기는 항상 바깥에서부터 안쪽으로, 창문을 통해 가장 깨끗한 공기로써 환기를 해야 한다. 특히 바람이 들어오지 않는 사방이 막힌 마당의 경우에는, 거구에서부터 들어오는 공기는 현관이나 복도에서 들어오는 공기만큼 침체되어 있다. 또 내가 가택이나 기관 모두에서 자주 본 것이 있다. 아무도 쓰지 않는 방의 경우에, 이 방의 벽난로는 판자로 막아놓고 창문 역시 한 번도 연적이 없으며 창문의 덧문 역시 항상 닫아 놓았을 것이다. 여기에는 몇 가지 물건이 저장되어 있을 뿐 어떠한 신선한 공기도, 한 줌의 햇빛도 이 방으로 들어올 가능성이 없다. 그 공기는 침체되어 있고, 퀴퀴하며, 그 방에서 가능한 가장 최대로 오염되어 있다. 천연두와 성홍열, 그리고 디프테리아와 그 외의 질병들이 번식하기에 가장 최적화되어 있는 환경인 것이다.[1]

---

1 [Why are uninhabited rooms shut up?] 왜 사용하지 않는 방은 밀폐하는 것인가? 사용하지 않는 방에 대한 흔한 견해는 문과 창문, 덧문과 굴뚝을 모두 꽁꽁 닫아 놓으면 안전하게 유지되면, 그 후 환자를 들이기 몇 시간 전에만 열면 아무 문제도 없다는 것이다. 나는 종종 사용하지 않는 방에 대하여 언제 창문을 열면 좋은지 질문을 받는다. 답은 왜 창문이 닫혀있어야만 하는가 이다.

그럼에도 이 방에 인접한 갓난애 방, 병실, 혹은 환자실을 이러한 방의 문을 통해서 환기시킨다. 혹은 다른 준비 없이 어린이들이 이 방에서 자도록 하기도 한다.

얼마 전에 어떤 남자가 퀸 광장의 뒷 주방으로 들어옴으로써 불가에 앉아있던 불쌍한 폐결핵 환자에게 잔인 무도한 짓을 했다. 이 살인자는 이러한 행동을 부정하지도 않고 단지 "괜찮아요."라고 할 뿐이었다. 당연히 이 자는 미치광이이다.

하지만 이 경우 더 기이한 일은 이 일의 희생자가 "괜찮아요"라고 답하며 그들이 미치지 않았다고 한 것이다. 퀴퀴하고 바람도, 햇빛도 들지 않는 방에서 그 방문 뒤에 있는 성홍열이나 밀집한 병실 침대에 상주하는 열병이나 병원성 괴저와 같은 살인자들을 우리는 샅샅이 탐색해 내지만, 이에 대해 단지 "괜찮아요"라고 말할 뿐이다.

춥지 않게 하기
Without Chill

환자나 환자들이 침대에 있는 경우에 창문이 충분히 있고, 벽 난로에 사용할 연료만 충분히 있으면 신선한 공기는 상대적으로 쉽게 확보할 수 있다. 창문을 여는 것을 전혀 두려워 할 필요 없다. 침대 안에 있는 한 감기에 걸리지 않는다. 이는 흔한 오류이다. 제대로 된 이부자리와 필요한 경우에는 보온병만 있다면 환자는 침대 안에서 얼마든지 온기를 유지할 수 있고, 그와 동시에 환기도 충분히 할 수 있다.

　하지만, 지위와 교육 정도에 상관없이, 부주의한 간호사는 환자가 침대 안에 있는 때에는 무슨 방법을 동원해서라도 온실 같은 온도를 유지하다가도 환자가 일어날 수 있을 정도만 되면 상대적으로 무방비하게 내버려 둔다. 사람들이 감기에 걸리는 때는 (세상에는 코감기 외에도 다른 감기의 종류가 있다) 아침에 일어난 직후, 옷을 갈아 입는 때와 몇 시간 혹은 며칠 간이나 침대 속에 있어 노곤해진 피부가 바로 반응을 하지 못하는 때, 이 두 경우에 의하여 탈진하는 때이다. 그런 경우에 같은 기온이라도 침대 안에 있는 환자에게는 신선한 공기가 지금 막 회복한 환자에게는 치명적일 수 있다. 그리고 일반 상식적으로 생각해도 공기의 청정도도 중요하지만, 환자를 춥게 하지 않을 정도로 기온이 유지되어야 할 것이다. 그렇게 하지 않는다면 열이 다시 오르는 정도로 끝나는 것이 다행일 것이다.

　내부 공기를 외부 만큼 깨끗하게 하기 위해서, 많이들 여겨지는 바와 달리, 내부를 춥게 만들어야 할 필요가 없다.
　주의하지 않으면, 생기가 돌아온 환자는 아침에 추웠던 경우 오후에 실내를 답답하고 후텁지근하게 느낀다. 그럼에도 불구하고 간호사들은 창문이 열려있는 것을 매우 두려워 한다.[2]

창문을 열어라.
Open windows.

나는 창문 여는 것을 습관적으로 하는 영리하고 인도적인 외과 의사를 하나 알고 있다. 내과와 외과 모두 라운딩을 할 때 예외 없이 병실 창문을 닫는다. 그리고 그 의사는 아주 적절하게도 다른 의사들이 등 돌아서면 예외 없이 다시 창문을 연다.

아주 오래 전에 발간된 간호에 관한 작은 서적에서 말하기를, "제대로 간호가 되고 있으면 하루에 두 번 몇 분간 창문을 열어 밖에서부터 공기를 들이지 못할 것이 없다"고 한다. 나는 그렇게 생각하지 않는다. 한 시간에 두 번 정도도 부족하다. 이는 다시 얼마나 이 주제에 대한 관심이 부족한 지 보여준다.

---

2   가능하다면 가장 좋은 경우는, 환자가 움직일 수 있다면 환자실에 환자가 쉽게 창문을 열고 닫을 수 있는 것이다. 실상, 환자실은 보통 이렇지 않기 때문에 충분히 환기가 되는 경우가 드물다. 환자에게 건강한 공기에 대해서 자각하고 있는 사람이 적기 때문이다. 아픈 사람은 종종 "24시간 중 이 방에서 보낸 22시간의 공기가 다른 방에서 보낸 2시간 동안의 공기보다 맑습니다. 이 방에서는 내가 직접 창문을 여닫을 수 있기 때문입니다."라고 말한다. 그리고 이는 사실이다.

어떤 종류의 온기가 바람직한가.
What kind of warmth desirable

환자를 따뜻하게 하는 모든 방법 중 최악의 방법은 단연코 환자의 숨과 몸에서 나오는 열을 이용하는 것이다. 나는 자기 병동을 밀폐하다시피 닫아 놓는 군의관을 하나 알고 있다. 그는 신선한 공기가 들어오게 하면 병동의 기온이 너무 떨어질까 봐 걱정했지만 그렇게 함으로써 환자들에게 모든 오염된 공기의 위험에 노출시켜 놓았다. 이것은 파괴적인 오류이다.

병동을 따뜻하게 유지하는 대가로 환자들에게 자신들이 내뱉은 뜨겁고 습하며 부패한 공기를 계속해서 들이 마시게 하는 것은 회복을 더디게 하거나 생명을 파괴하는 확실한 방법이다.

거의 일관되게 역한 침실
Bedrooms almost universally foul

어떤 침실에 있을 때, 어느 계층이든, 1인용이든, 2인용이든, 20인용이든, 환자용이든 아니든 밤이나 아침이 되어 창문을 열기 전까지 그 실내 공기가 건강에 해로울 정도로 답답하고 역했던 경험이 있는가?

왜 그래야만 하는가? 그리고 그렇지 않아야 하는 경우가 얼마나 중요한가? 자는 동안 인간의 몸은 깨어있는 때에 비해서, 건강한 사람도, 역한 공기에 의해 나쁜 영향을 받는다. 왜 자는 동안 바깥 공기만큼 실내 공기도 신선하게 하면 안

되는가? 하지만 이를 위해서는, 자는 사람이 만드는 불결한 공기를 밖으로 내보낼 충분한 출구와 외부에서 청결한 공기를 들여 올 입구가 필요하다. 굴뚝을 열고, 창문이나 통풍구를 열어야 한다. 침대를 둘러싼 커튼도 닫지 말아야 하며 창문에 덧문도 커튼도 달지 말고 당신 자신의 건강을 해치거나 아픈 사람의 회복을 더디게 할 그 어떤 부자연스러운 장치도 없어야 한다.[3]

---

3 [An air-test of essential consequence.] 필수적으로 중요한 에어 테스트.
  앵거스 스미스 박사의 공기 테스트를 더 단순화할 수만 있다면 모든 침실과 환자실에 매우 유용하게 적용할 수 있을 것이다. 간호사가 온도계 없이 환자 목욕을 하지 말아야 하듯이, 어떤 병실도, 놀이방도, 침실도 간호사, 부모, 시설장이 공기 테스트를 반드시 사용하여야 한다. 만약 간호사가 공기 온도를 떨어뜨리지 않고 실내를 실외처럼 신선하게 하려면 그에게는 공기 온도를 알려주는 온도계와 공기 중 유기물 성분여부를 알려주는 공기 테스트가 항상 제공되어야 한다. 하지만 이가 사용되기 위해서는 공기테스트는 온도계처럼 간단한 기구여야 하고, 둘 모두 자동으로 기록이 되어야 한다. 간호사와 부모들은 오염된 공기에 너무 익숙해져서 자신의 환자, 자식, 피보호인들이 어떤 환경에서 자는 지 완전히 무감각해져 있다. 하지만 만약 이 고자질쟁이 같은 공기 테스트가 밤새 공기가 어땠는지 기록해서 간호사들과 환자들에게, 그리고 라운딩을 하는 그의 상관들에게 아침에 보여 줄 수만 있다면 이 보다 더 악습의 반복을 잘 막는 방법은 없을 것이다.
  아, 그리고 북적북적한 공립 학교들이여! 어린이들의 유행병이 시작되는 이 곳에서 공기 테스트가 어떤 기록을 고할 것인지! 우리는 정당하게 "나는 공기 테스트에서 '끔찍'이라고 나온 이 학교에 내 자식을 보내지 않겠습니다."라고 말하는 부모가 있어야 한다. 그리고 우리의 대단한 기숙 학교의 기숙사들! 여기서 성홍열은 더 이상 전염 탓이 아닌 정당하게 공기 테스트에서 '나쁨'을 받은 탓으로 나타날 것이다.
  전염병과 역병이 이제는 우리가 아는 한 우리의 손으로 해결할 수 있게 된 이상, 더 이상 "불가사의한 신의 계획"이나 "전염병과 역병"이 "신의 손에 달려있다"는 이야기는 나오지 않아야 한다. 그 조금의 공기 테스트 만으로 이 "불가사의한 역병"의 원인을 드러내고 우리들이 이를 고칠 수 있게 해주기 때문이다.

온기를 가장 유심히 살펴야 할 때
When warmth must be most carefully looked to

주의 깊은 간호사라면 자신의 환자, 특히 약해지고 장기적으로 아프고 의식이 없는 환자는 거듭해서 체온이 떨어지지 않도록 돌볼 것이다. 어떤 병의 경우에는 건강한 때에 비해서 체온이 더 떨어지는 경우가 있다. 그리고 이 때 체온이 떨어지면서 바이탈이 소멸 직전까지 가 체온 유지의 요청이 들어오는 경우가 왕왕 있다. 이런 경우에는 매 분 마다 아니면 매 시간 마다 라도 지대한 관심으로 주시해야 한다. 발과 다리를 손으로 수시로 확인하여 체온이 떨어지는 것이 발견되면 체온이 돌아올 때 까지 보온병, 따뜻하게 데운 벽돌[4], 따뜻한 담요, 따뜻한 음료를 사용하여야 한다. 만약에 필요하다면 난로 불도 보충해야 한다. 질병의 마지막 단계에서 간단한 예방책에 대한 관심 부족으로 환자들을 종종 잃는다. 간호사가 환자의 식단이나 처방된 약, 그리고 가끔 간호사들이 투여하도록 지시되는 자극제 만을 믿는 동안에 환자는 외부의 조그만 온기가 부족한 이유로 악화되어간다. 그런 경우는 흔하게 있으며 이는 한여름에도 마찬가지이다. 이 치명적인 한기는 하루 24시간 중 가장 기온이 낮고 전날 식사에서 온 효과가 소멸된 아침에 일어나기 쉽다.

---

4 역자 주: 빅토리아 시대의 영국에서는 보온 방법의 일부로 벽돌을 난로 등에서 뜨겁게 데워 이것을 플란넬 담요로 감싸 보온팩 처럼 사용했다.

일반적으로 말하자면, 약해진 환자는 저녁보다 아침에 추위를 더 탄다고 할 수 있다. 이 때 바이탈이 더 낮다. 만약 이들이 전날 밤에 손과 발에서 열이 나면서 열이 있었다면 이들은 거의 반드시 다음 날 아침에 추위에 떤다. 하지만 간호사들은 밤에는 풋워머를 데우지만 바쁜 아침에는 이를 소홀히 한다. 나는 이러한 문제를 반대로 돌려야 한다.

이런 것들은 모두 일반 상식과 주의를 요구한다. 하지만 그럼에도 불구하고 간호에서 만큼 상식이 적용되지 않는 것이 없을 정도이다.[5]

외부로부터 환기할 것. 창문을 열고 문을 닫아라.

가능하다면 항상 바깥으로부터 안으로 방을 환기하라. 사람들이 잘 이해하지 못하는 진실인데, 창문은 열도록 만들어

---

5 개인 간호에 있어서라면 모르지만 병원에서 간호하는 사람이라면 가만히 있을 때 얼굴에 공기의 움직임이 느껴지지 않는다면 환기 되는 상태에 만족해서는 안 된다. 하지만 창문을 여는 것에 제일 반대하는 간호사들이야말로 위험한 찬 기운이 드는 데 제일 신경을 쓰지 않는 자들이기도 하다. 환자실이나 병실 문은 가끔 사람들이 오가고 무거운 물건들을 옮길 때 열린 채로 고정이 되어야 한다. 하지만 주의 깊은 간호사라면 문을 닫은 후 창문을 닫을 것이고 그 후에야 문을 열어 열에 땀을 뻘뻘 흘리고 있을 수도 있는 환자가 열어둔 문과 창문에서 들어오는 한기에 노출 되는 일이 없도록 할 것이다. 또한 환자는 씻겨지는 동안이든 그 외에 어떤 이유로도 노출 되는 경우에 열린 창문이나 문에서 들어오는 한기에 남겨져 있어서는 안 된다.

졌고 문은 닫도록 만들어졌다. 나는 주의 깊은 간호사가 (11명 분만큼의 산소를 소모하는) 두 가스등이 근처에 있고, 부엌과 가스, 페인트, 매연으로 가득한 공기가 한번도 교체된 적도 없고, 잘못 설치된 싱크대에서 나온 하수구 때문에 층계참을 따라 끊임없이 흘러 올라와 환자실로 흘러 들어가는 악취로 가득한 복도 근처에 위치한 환자실 문을 열어 환기하는 것을 본 적이 있다. 창문을 열기만 했다면 그 방은 충분히 환기가 됐을 것이다. 모든 방은 실외에서부터 모든 실외로 통하는 통로로 부터 환기되어야 한다. 하지만 병원은 그런 통로가 적을 수록 더 좋다.

연기
Smoke

실내 공기를 바깥 만큼 깨끗하게 유지하기 위해서는 굴뚝 연기가 나지 않아야 함은 당연하다. 연기가 나는 굴뚝은 모두 위에서부터가 아니라 밑에서부터 나아지게 할 수 있다. 대개의 경우는 공기가 스스로 굴뚝으로부터 부족한 공기를 충당하기 위한 공기 주입구만 있으면 된다. 한편, 부주의한 간호사는 불이 잦아들면 숯을 더하여 연기가 나게 만든다. 이는 귀찮아서가 아니라 (아주 경미한 경우 환자에게 불친절하기 때문에), 자기가 지금 무슨 일을 하고 있는지 몰라서라고 우리는 믿는다.

환자 방에 젖은 빨래를 말리는 행위[6]
Airing damp things in a patient's room

환자가 들이마시는 공기가 바깥처럼 신선하게 만들기 위하여 간호사가 지켜야 하는 첫 번째 원칙은, 그 방 안에서 환자를 제외하고 악취를 낼 수 있는 모든 것은 그 환자가 마시는 공기로 증발된다는 것이다. 그렇기 때문에 그 방에는 환자를 제외하고 악취나 습기를 발생할 수 있는 것들은 전혀 없어야 한다. 적신 행주 등 그 방에서 마르는 것들은 당연하지만 환자가 마시는 공기로 흡수된다. 그러나 이 "당연한" 현상을 마치

---

6 [Don't make your sick room into a sewer] 환자실을 수채통으로 만들지 말 것.
하지만 절대로, 절대로 이 없어서는 안 될 뚜껑이 있다고 해서 24시간 중에 단 한 번, 즉 침대를 갈 때 한번만을 제외하고는 환자실 내내 그대로 두는 끔찍스러운 행위를 해서는 안 된다. 일어나지 않을 일 같이 들리겠지만, 나는 가장 사려 깊고 최고인 간호사들이 이런 행위를 하는 것을 본 적이 있다. 그리고 또한 나는 심각한 설사로 10일간이나 고생을 한 환자의 (아주 좋은) 간호사가 이 사실을 몰랐다는 일에 대해서도 알고 있다. 이는 뚜껑이 있는 요강을 24시간 중 한 번만, 그것도 저녁에 환자의 침대를 가는 하녀에 의해서 비워졌기 때문이다. 방 밑에 배수구가 지나가도록 하거나 하루 중 한번만 변기 물을 내리는 것과 다를 바 없다. 또한 그 뚜껑도 요강 자체와 마찬가지로 샅샅이 씻도록 해야 한다.
만약 간호사가 "이런 일은 내가 할 일이 아니다"고 하며 이런 것들을 하길 거절한다면, 나는 간호가 그들의 천직이 아니라고 할 수밖에 없다. 나는 한 주에 2에서 3기니 (역자 주: 2017년 기준 164.16파운드에서 246.24 파운드, 즉 2021년 6월 한화로 약 26만원에서 39만원) 씩 버는 외과의 "자매들"이 그렇게 하지 않으면 환자를 들일 수 없다고 여기므로 무릎이 까지도록 방이나 오두막을 꼼꼼하게 청소하는 것을 본 적이 있다. 나는 간호사들이 청소까지 해야 한다고 생각하지는 않는다. 그것은 힘의 낭비이기 때문이다. 하지만 이들은 환자를 우선하고, 자신의 위치는 두 번째로 둠으로써 간호사가 진정한 천직이라고 할 수 있을 것이고, 환자가 고통 받고 있는데도 하녀나 청소부가 이렇게 하기를 기다리는 자는 간호에 재능이 없는 것이라고 할 것이다.

잊혀지는 허구같이 많이 고려 하지 않는다. 환자 방에서는 아무것도 말려서는 안되고 환자가 있는 방 난롯불로 요리를 해서도 안 된다는 사실을 간호사들이 얼마나 지적하는가? 참으로 이 규칙은 간호 조치들에서 종종 지켜지기 어렵다.

만약 세심한 간호사라면 그는 환자가 방은 떠나지 않았지만 침대에서 일어났을 때, 시트를 펼치고 이부자리를 걷어내 침대를 통풍시킬 것이다. 그리고 젖은 수건이나 행주를 건조대에 조심스레 펼쳐 말릴 것이다. 이렇게 하면 환자가 들이마시는 공기가 있는 공간에서 말리고 통풍시킨 것이 아니게 된다. 그리고 만약 습기와 악취가 환자의 공기와 침대에 해가 되는지 여부에 관해서는, 나는 이에 대한 답을 할 수 없으므로 여러분에게 그 대답을 맡기도록 하겠다.

배설물에서 나는 악취
Effluvia from excreta

건강한 사람들이라도 자기 숨을 계속 들이마시면서 살 수는 없다. 그 공기는 점점 폐와 피부에서 나오는 건강하지 않은 요소로 채워지기 때문이다. 하물며 병에 걸린 자의 몸에서 나오는 모든 것들은 매우 유독하고 위험하므로, 여기서 나오는 악취를 제거하기 위해서 충분히 환기가 되어야 할 뿐만 아니라 환자가 배변한 것은 구토보다 더 유독하므로 즉시 제거되어야 한다.

배설물에서 나는 악취의 치명적인 영향에 대해서는, 현실에서 거듭 소홀히 다뤄지지만 않는다면 굳이 언급할 필요가 없을 것이다. 침대 장식용 천 뒤로 요강 등을 숨기는 것이 개인 간호에서 반드시 필요한 조치의 전부로 여겨지는 것 같다. 하지만 그 침대 아래의 공기, 매트리스 밑에서 올라오는 뜨끈한 증발의 포화상태를 한 번이라도 생각해본다면 여러분 역시 경악하고 두려울 것이다!

뚜껑이 없는 요강
Chamber utensils without lids

건강하든 아프든, 뚜껑이 없는 요강은 절대로 사용하지 말아야 한다. 이 엄중한 규칙의 필요성은 직접 뚜껑이 있는 것을 하나 사서 그 뚜껑 밑면을 보는 것으로 충분히 납득이 갈 것이다. 이것이 비어 있지 않은 한은, 언제나, 역겨운 습기로 잔뜩 응결되어 있을 것이다. 만약 이 뚜껑이 없다면 이 습기는 어디로 가는가?

도기로 된 것, 나무로 된 것이라면 윤을 내고 니스를 바른 것 만이 환자용 요강에 적합한 재질이다. 오래되어 역한 실내 변기의 뚜껑 만으로도 역병이 창궐할 수 있다. 닦아 내야만 치울 수 있는 오물로 포화되어 있는 것이다. 나는 항상 더 깨끗하다는 이유로 도기로 된 뚜껑을 선호한다. 하지만 요즘에는 다양한 재료로 된 좋은 것들이 나온다.

오물 양동이를 철폐하라
Abolish slop-pail

오물 양동이는 환자실에 절대로 들여서는 안 된다. 이것은 다른 곳보다 요강을 화장실로 그대로 들고 가 버린 후 씻고 다시 돌려놓는 사택에서 조금 더 중요한 변하지 않는 규칙이다. 화장실에는 반드시 씻어내기 위한 물과 수도꼭지가 있어야만 한다. 하지만 만약에 이가 없다면, 씻어낼 물을 가져가야 한다. 나는 사택의 환자실에서 요강을 대야에 비우고 씻어내지도 않은 채로 침대 밑에 다시 집어 넣는 것을 본 적이 있다. 나는 이 중에 무엇이 제일 끔찍한 짓인지 모르겠다. 이렇게 하는 행위 자체가 그런지 아니면 환자의 방에서 요강을 비우는 행위가 그런지. 가장 좋은 병원에서는 이제 오물 양동이가 절대 병실로 들여보내지지 않도록 조치하고 있다. 그 대신 제대로 된 장소에서 요강을 그대로 비우고 씻는다. 나는 일반 집에서도 이렇게 하길 바란다.

훈증 소독
Fumigation

아무도 '소독약'과 같은 훈증 소독 방식으로 공기를 청정하게 만들 수 있다고 믿지 않았으면 한다. 유독한 것은 그 자체가 제거되어야지, 냄새만을 지우는 것으로는 부족하다. 유명한 의학 강사가 이런 말을 한 적이 있다. "여러분, 훈증 소독은 매우 중요한 것입니다. 왜냐하면 그 냄새가 너무 지독해서 창문을 열 수밖에 없기 때문입니다." 나는 모든 소독약이 그것처럼 "지독한 냄새"가 나서 신선한 공기를 들일 수밖에 없도록 했으면 한다. 그것은 아주 유용한 발명이 될 것이다.

II. 집의 보건[1] HEALTH OF HOUSES

집의 보건. 주요 다섯 포인트.
Health of houses. Five points essentials

집의 보건을 지키기 위해서는 다음과 같은 다섯 주요 포인트
를 지켜야 한다.

1. 청정한 공기. 2. 깨끗한 물. 3. 효율적인 배수. 4. 청결.
5. 채광

---

[1] 객차에서의 건강에 대해서는 호기심이 아니라면 보편적인 중요성이 그다지 높지
않으므로 여기서는 논하지 않는다. 청결 상태에 가장 연약한 아이들은 막힌 객차
를 메스꺼워 하지 않고서는 그나마 운이 좋다면 이용할 수 없다. 유기물로 가득한
말갈기 쿠션과 안감이 있고 여기에 창문마저 닫혀있는 사방이 막힌 객차는 인간
을 담는 가장 건강에 해로운 용기(容器)이다. 여기에 환기를 한다는 발상은 터무
니없다. 앵거스 스미스 박사는 한 시간에 30마일로 이동하는 열차의 붐비는 객차
는 하수구의 냄새나 맨체스터의 가장 더러운 거리의 가장 더러운 집의 뒷뜰보다
건강에 해롭다고 증명한 바 있다.

청정한 공기
Pure air

공기를 청정하게 유지하기 위해서는 집 자체가 외부 공기가 안으로 들어올 때 구석구석 닫도록 건축되어 있어야 한다. 건축가들은 이 부분에 대해서 거의 생각하는 경우가 없다. 집을 짓는 이유는 이윤을 많이 남기기 위해서 이지, 그 안에서 살 사람들의 병원비를 아껴주기 위함이 아니기 때문이다. 하지만 거주자들이 현명하게도 이처럼 건강을 해치도록 설계된 집에서 사는 것을 거부한다면, 그리고 보험회사들이 자기의 이해득실을 제대로 이해하여 위생 조사관으로 하여금 고객들의 집을 조사하도록 한다면, 이를 감지하는 건축가들은 제정신을 차릴 것이다. 지금으로서는 이들은 제일 많이 벌 수 있는 대로 만 짓는다. 그리고 세상에는 이들이 지은 집을 그대로 사려는 어리석은 사람들이 항상 있다. 그리고 종종 그렇듯이 이 가족들이 죽으면 사람들은 신의 계획[2] 외에는 이 결과의 책임을 찾지 않는다. 제대로 알지 못하는 의료 관련자는 '최근의 전염병'을 운운하며 이로 책임을 돌려 착각을 유지하는데 한 몫 한다. 불량하게 지은 병원이 환자에게 영향을 미

---

2 신은 물리 질서를 정한다. 신의 질서를 따르는 데는 우리의 책임(이보다 더 남용되는 단어가 있을까)이 있다. 만약에 그의 질서를 따르는 데 일정한 규칙이 없어서 그 결과를 예측할 수 없다면 우리는 어떻게 우리가 하는 행위에 책임을 지는가. 그럼에도 우리는 그가 기적을 행할 것 이라고 끊임없이 기대한다. 즉, 우리 자신의 책임을 덜기 위해서 신이 스스로 자기가 만든 질서를 깨기를 기대하는 것이다.

치듯이 불량하게 지은 집은 건강한 사람에게 영향을 미친다. 집안의 공기가 침체되어 있다고 느끼면 병은 따르기 마련이다.

깨끗한 물
Pure Water

위생 개혁가들의 노력 덕분에 전반적으로 예전에 비해 많은 가정집들에 깨끗한 물이 도입되었다. 몇 년 전만 해도 런던의 대부분의 지역에서는 하수구와 화장실 물로 더러워 진 물을 쓰는 것이 일상다반사였다. 이 부분은 다행히도 개선되었다. 하지만 여전히 우리 나라의 많은 지역에서는 오염된 우물물을 가정용으로 사용하는 경우가 많다. 그리고 전염병이 보여 준 것처럼, 그런 물을 사용한 사람은 거의 확실히 병으로 고통 받는다.

배수시설
Drainage

런던의 가정 중 얼마나 많은 집이 제대로 배수시설이 갖춰져 있는지 점검해서 알아낼 수 있을지 궁금하다. 많은 사람들이 전부 아니면 대부분 잘 되어 있다고 말할 것이다. 하지만 많은 사람들은 잘 된 배수시설이 어떤 것인지 잘 모른다. 그들은 길가에 하수구나 집에서 거기로 이어지는 파이프가 잘 된 배수시설이라고 생각한다. 그런 때에 하수구는 전염병이나 잔병을 증류시켜 집안으로 내보내는 연구실이나 다름없다. 변기든, 싱크, 혹은 배수로 살대이든 하수구로 트랩 파이프 없이 바로 연결된 집은 절대로 건강할 수 없다. 트랩 파이프 없는 싱크대는 궁전에서 조차도 열병과 농혈증을 퍼뜨린다.

싱크대
Sinks

일반적인 타원형의 싱크대는 끔직하다. 넓은 면적이 돌로 된 면은 항상 공기 중에 습기를 내뿜으며 축축한 채로 방치되어 있다. 나는 집 전체와 병원 전체가 싱크대 냄새가 났던 곳을 알고 있다. 나는 스쿠타리 막사[3] 에서 나는 것 같은 강한 하수구 공기가 런던에 있는 집의 뒷 계단 싱크대에서 올라오는 것을 경험한 적이 있다. 그리고 나는 열린 문으로 환기를 하면서 통로는 창문을 닫아 놓아 통풍이 나쁜, 그리하여 하수구 공기가 들어와 모이는 침실을 본 적이 있다. 아주 대단하다.

가정집 설계에서 다른 문제는 배수관을 전부 집 아래로 깐다는 것이다. 그런 배수관은 절대로 안전하지 못하다. 모든 배수관은 집 밖 벽에서 시작해서 집 밖 벽에서 끝나야 한다. 많은 사람들이 이런 것들의 중요성에 대해서 이론으로서는

---

3   역자 주: 플로렌스 나이팅게일이 크림 전쟁 당시 다른 37명의 간호사와 자원하여 일했던 곳으로 유명한 터키군 막사. 현재는 셀리미예(Selimiye) 막사로 불리고 있다.

금방 동조할 것이다. 하지만 과연 얼마나 많은 사람들이 자기 집에서 발생한 질병의 원인을 이런 곳에서 찾을 수 있는지! 아이들이 성홍열, 홍역, 천연두 등에 걸리면 제일 먼저 생각하는 것이 대체 애가 "어디서" 이 병에 "걸렸"는지 궁금해 하지 않는가? 그러면 부모들은 바로 최근에 만난 모든 가족들을 훑어 떠올린다. 이런 문제의 근원을 절대 집 안에서 찾아볼 생각을 하지 않는다. 이웃의 아이가 천연두에 걸렸다고 하면 제일 먼저 나오는 질문은 그 아이가 백신을 맞았는지 이다. 누구도 백신을 과소평가 해서는 안 된다. 하지만 사람들이 자기 집에 있는 문제점을 보지 않고 밖에서 문제의 근원을 찾으면 이가 과연 도움이 되는지 의심스럽다.

청결
Cleanliness

집 밖과 집 안에 청결이 없이는 환기는 상대적으로 의미가 없다. 런던의 더러운 동네에 사는 가난한 사람들은 나쁜 냄새가 들어온다는 이유, 부유한 자들은 집 근처의 마구간과 퇴비더미에서 오는 냄새 때문에 창문과 문을 열기를 거부했다. 하지만 이 들은 이런 환경에서 지낼 때, 창문을 닫는 것이 여는 것보다 안전하다는 생각이 들까? 창문 밑에 똥더미가 쌓여서는 집 안으로 들어오는 공기를 깨끗하게 할 수 없다. 이런 일은 런던에서 허다하다. 그럼에도 사람들은 넓고 "환기가 잘 되는" 놀이방과 침실에서 자란 아이들이 소아 전염병에 걸리는 사실에 놀란다. 그들이 만약 소아 보건학을 배웠다면 놀라지 않을 것이다.

집안에 더러운 것이 쌓여있지 않더라도 오물이 들어오는 방법은 더 있다. 몇 년 동안 갈지 않은 벽지나 더러운 카펫, 청소하지 않은 가구는 모두 지하의 퇴비더미와 같이 공기를 더럽게 하는 원인을 제공한다. 사람들은 집을 건강하게 유지하는 것에 관한 교육이나 습관에 너무나도 익숙하지 않아서 이를 한 번도 생각해 본 적이 없으며 병에 대해서는 "신의 계시"에 자신을 "내맡기는", 당연한 것으로 여긴다. 또는 집을 건강하게 유지하는 직무에 대해서 한 번이라도 생각해 본 적이 있다면 그들은 이를 행하는데 "방임과 무지"를 범하기 일쑤이다.

채광
Light

어두운 집은 항상 건강하지 못한 집이고, 항상 통풍이 잘 되지 않으며, 언제나 더러운 집이다. 빛이 부족하면 성장을 할 수 없고, 아이들에게는 선병과 구루병 등을 일으킨다. 사람들은 어두운 집에서 건강을 잃고 병에 걸리면 잘 낫지 않는다. 이에 대해서는 뒤에서 좀 더 다루기로 한다.

집의 건강을 유지하는 데 있어서 가장 흔히 범하는 3가지 잘못
Three common errors in managing the health of houses

여기서 나는 예시를 들어 집의 보건을 전반적으로 관리하는 데 있어서 행하는 많은 "방임과 무지" 중 세가지를 논하겠다.

1. 건물을 총괄하는 여성 책임자들은 건물의 모든 구멍과 구석을 살펴 볼 필요가 없다고 생각한다. 어찌 그 집을 건강한 상태로 유지할 책임이 있는 자기 자신보다 아래에 있는 사람이 자기 보다 더 유심히 관리할 것이라고 기대하는가?

2. 사람이 없는 방은 환기할 필요도, 햇빛을 들일 필요도, 청소할 필요도 없다고 생각하는 것이다. 이는 위생의 아주 기초적인 관념을 무시하는 행위이고 온갖 질병들이 자랄 수 있게 해주는 행위이다.

3. 창문, 그것도 창문 한 쪽만으로도 충분히 환기가 된다고 생각하는 것이다. 난로가 없는 방은 항상 답답한 것을 못 느꼈는가? 그리고 만약 난로가 있다면 굴뚝을 막는 판 뿐만 아니라 누런 종이로 입구를 막아 검댕이 내려 들어오는 것을 막지 않는가? 굴뚝이 더럽다면 닦아야 한다. 하지만 구멍 하나로 방이 환기가 될 것이라고 기대하지 말라. 방을 꼭 닫아둔다고 이를 깨끗하게 유지하는 방법이라고 생각해서도 안 된다. 그것은 방과 그 안에 있는 모든 것들을 오염시키는 법이다.

이런 것들을 담당하는 당신이 이를 잘 확인하지 않는다고 해서 당신 밑에 있는 자들이 당신보다 더 꼼꼼할 것이라고 상상하지 마라. 요즘 안주인들은 불평이나 핑계가 있을 필요가 없다는 걸 보여주는 대신 자기 밑에 일하는 사람들에 대해서 불평하거나 그들의 핑계를 받아들이기만 하는 것 같다.

책임자는 자기 스스로 할 필요 없이 전문가와 상담할 것.
Head in charge must see to House Hygiene, not do it herself

하지만 이런 것들을 관리한다고 하여 이를 모두 직접 해야 한다는 의미는 아니다. "저는 항상 창문을 엽니다"라고 책임을 맡은 사람들은 말한다. 이렇게 하는 것은 전혀 하지 않는 것보다 확실히 훨씬 더 낫다. 하지만 자신이 직접 할 수 없는 때에도 이가 행해졌는지 보장할 수 있지 않겠는가? 다른 일을 하고 있을 때 원래대로 되돌아 가지 않았는지 보장할 수 있는가? 이것이 바로 "책임자"의 위치에 있는 것을 말한다. 그리고 매우 중요한 부분이기도 하다. 직접 하는 것은 내 손으로 할 수 있는 것만을 의미한다. 후자인 타인에게 맡기는 것은 무언가 행해져야 할 때 그것이 언제나 되어있는 것을 의미한다.

신이 이런 것들을 심각하게 생각하는가?
Does God think of these things so seriously?

당신은 아마도 이런 것들은 대수롭지 않거나 적어도 과장된 것이라고 생각할 것이다. 하지만 당신이 "생각하는" 것이나 내가 "생각하는" 것은 큰 의미가 없다. 신이 이를 어떻게 생각하는지 보자. 신은 항상 그의 방식을 정당화하시니까. 우리가 생각하는 동안, 그는 우리를 가르치고 있었다. 나는 대단한 사택(私宅)에서 가장 허름한 병원에서도 볼 수 있는 심각한 병원 농혈증 케이스를 본 적이 있다. 그리고 이는 같은 이유, 즉, 나쁜 공기에 의한 것이었다. 하지만 누구도 여기서 교훈을 얻은 자가 없었다. 아무도 아무것도 배우지 않았다. 그들은 이가 단지 환자가 어딘가에서 엄지를 긁혔다고, "모든 하인들"이 "표저(瘭疽)"가 있다고, 혹은 "올해는 뭔가 이상하게도 우리 집에 아픈 사람이 많다" 고 단순화해서 생각할 뿐이었다. 이 무엇이 이 보편화된 "표저"의 공통된 원인인지 더 나아가 조사해보지 않고 모든 탐문을 억누르는 것이 가장 애용되는 사고 방식이다. 도대체 "질병"이 "언제나 존재"하는 것이 어떻게 "존재하는" 것 자체에 대한 정당화가 된단 말인가?

신은 어떻게 그의 규칙을 이행하시는가?
How does He carry out His laws?

신은 어떻게 그의 규칙을 가르치는가?
How does He teach His laws?

이제 왜 그 넓은 사택에 병원 농혈증이 있었는지 그 원인에 대해서 말해 보겠다. 위치선정이 잘못된 싱크대에서 올라오는 하수구 공기가 정성스레 열어놓은 문과 닫혀있는 창문에 의해 모든 방에 따라 들어왔기 때문이었다. 오물을 발 대야로 비웠기 때문이었다! 요강을 제대로 씻지 않은 탓이었고, 요강을 더러운 물로 씻었기 때문이었다. 침대를 제대로 흔들고, 통풍을 시키고, 꼼꼼히 치우고, 갈지 않았기 때문이었다. 카펫과 커튼이 언제나 퀴퀴한 탓이었고, 가구에는 먼지가 쌓인 탓이었다 . 벽지는 때로 가득하고 바닥은 한번도 치우지 않은 탓이었다. 쓰지 않는 방은 햇빛을 들이지도, 치워지지도, 통풍을 시키지도 않은 탓이었다. 벽장은 더러운 공기를 모으는 수조와 같은 것이었고, 창문은 항상 밤마다 닫혀있고, 어떤 창문도 낮에 조차 체계적으로 열지 않고 그나마도 올바른 창문이 열려있지 않은 탓이었다. 숨이 차는 사람은 창문을 직접 열 수도 있었다. 하지만 하인들은 창문을 열라고도, 문을 닫으라고도 가르쳐지지 않았다. 아니면 그들은 높은 벽을 사이에 한 습한 벽에 위치한 창문을 열 뿐, 뜰로 공기가 시원하게 통하는 벽에 있는 창문을 열지도 않았다. 아니면 환기를 한답

시고 바람이 통하지도 않는 복도로 통하는 방문을 열었다. 이것들은 모두 내가 상상한 것이 아니라 사실이다. 그 대단하신 저택에서 그 해 여름에 세 명이 병원 농혈증에 걸리고, 한 명이 정맥염에, 두 명이 폐결핵에 걸렸다. 이 모두 나쁜 공기에 의한 직접적인 결과물이다. 온화한 기후에서 겨울보다 여름에 건강이 더 나쁘다면 이는 뭔가 잘못됐다는 명백한 사인이다. 그러나 누구도 여기서 교훈을 얻지 않는다. 그렇다. 신은 그의 법을 언제나 정당화 하신다. 그는 당신이 배우지 않는 동안도 가르치고 계신다. 이 불쌍한 자는 손가락을 잃고 다른 자는 목숨을 잃는다. 그리고 이는 모두 쉽게 예방할 수 있는 원인에 의한 것이다.[4]

---

4 [Servants rooms] 하인들의 방 하인들이 쓰는 침실에 대해서도 할 말이 있다. 지어진 모양에서부터, 하지만 더 자주 이가 어떻게 관리되는 지에서부터, 그리고 어떠한 이지적인 점검도 행해지지 않는다는 점에서부터, 그 침실들은 시골에서 조차 언제나 나쁜 공기의 소굴이고 "하인들의 건강"은 "이해할 수 없는" 이유로 항상 고통 받는다. 나는 너무 자주 하인들이 지하실이나 다락에서 지내는 런던의 집들을 보았고, 이들에 한해서 말하는 것이 아니다. 하지만 시골의 "저택"에서, (광고에서 말하는 것 같은 의미에서의 "저택"이 아니라) 진짜 "저택"에서, 나는 세 명의 하녀가 한 방에서 성홍열을 앓으며 자는 것을 본 적이 있다. 그들은 "얼마나 잘 퍼지는 지" 라고 언급하였다. 그 방을 한 번 본 것 만으로, 한 번 냄새를 맡기만 한 것으로도 충분했다. 그것은 더 이상 "이해할 수 없는"것이 아니었다. 그 방 역시 작은 방이 아니었다. 윗 층에 있으면서 큰 창문이 두 개가 있었다. 하지만 앞서 열거한 거의 모든 소홀히 한 항목이 그 방에도 존재했다.

가족 안에서 신체의 퇴보와 그 원인들.
Physical degeneration in families. Its causes

이 시대의 조모와 증조모의 집들, 적어도 시골집들에서 여름
이고 겨울이고 항상 앞문과 뒷문을 활짝 열어 놓고 찬바람이
그 사이로 불어 들게 하고, 집안을 온종일 닦고 씻고 쓸고 문
질러 깨끗하게 했던 것, 그리고 증조모들이 조모들 보다 더,
교회를 갈 때가 아니면 언제나 보닛을 쓰지 않은 채 야외에서
시간을 보내고는 했던 모든 것들이 우리의 증조모들을 활기
의 철옹성 같도록 만들었다. 그리고 그에게서 조금 덜 하지만
여전히 건강한 조모들이 나고, 거기서 나른하고 마차와 집에
갇힌 어머니들, 그리고 마지막으로 연약하고 침대에서 나오
지 못하는 딸들이 나오고 있다. 왜냐하면, 기억해내자면, 전
반적인 사망률은 줄었지만 인종에서, 그리고 더 자주 가족에
서 퇴보가 발견되기 때문이다. 허약하고 기운 없는 넝마와 같
은 귀족의 자제들, 그들의 쓸모 없고 타락한 삶에서 도덕적으
로 또 신체적으로 악화된 이들은 이러함에도 결혼을 하고 자
신들과 같은 자들을 세상에 더 데려올 것이며 어디서 살 것인
지 어떻게 살 것인지에 대하여 자신의 편의 외에는 어느 것
에도 자문을 구하지 않을 것이다.

환자실을 집 전체의 환기 통로로 만들지 말 것.

Don't make your sickroom into a ventilation shaft for the whole house.

환자가 있는 집의 보건에 대해 말하자면, 환자실은 종종 그 집의 환기 통로가 된다. 집은 텁텁하고, 공기가 통하지 않고, 더러운 채로 두면서 환자가 있는 방의 창문을 조금, 그리고 그 방문을 가끔 열어두기 때문이다. 이제, 집에 환자가 있으면 그를 위해서 조금의 희생을 하기도 한다. 집의 노커를 묶어두든지, 길에 지푸라기를 깔아두는 식으로 말이다. 그렇다면 환자를 위해서 집을 완전히 깨끗하게 하고 보통 이상으로 환기가 잘 되도록 하는 것은 할 수 없는가?

감염
Infection

우리는 흔한 표현에서 사용되는 "감염"[5] 이란 단어를 잊어서

---

5 [Diseases are not individuals arranged in classes, like cats and dogs, but conditions growing out of one another] 질병은 고양이나 개처럼 개별적으로 분류되는 것이 아니라 한 질환에서 다른 질환으로 자라나는 것이다.
질병을 마치 고양이나 개 같이 독립된 개체로서 이들이 반드시 존재해야 한다고 보는 것은 잘못이 아닌가? 이 대신 우리는 이를 상태, 즉 더럽거나 깨끗한 상태와 같은, 우리가 관리할 수 있는 것으로 보아야 한다. 그렇지 않다면 자애로운 자연이 우리가 스스로 만든 상태에 대하여 반응하는 것으로 보아야 한다.
예를 들자면, 나는 과학적인 부친과 무지한 모친 양쪽 다에게서부터 세상에는 최초의 개(혹은 한 쌍의 개) 처럼 최초의 천연두가 존재했고, 이가 자가 번식하면서 영구적으로 자손을 낳으며, 부모 개가 없으면 새로운 개가 태어나지 않는 것처럼 천연두가 원래 존재하지 않으면 더 이상 생기지 않는다고 배웠다.

는 안 된다. 사람들이 일반적으로 너무나도 두려워 하기 때문에 하면 안 되는 행위를 하도록 하는 것 말이다. 어떤 질병도 천연두 만큼이나 감염이나 전염이 잘 되는 것으로 여겨진 적이 없다. 그리고 사람들은 얼마 전까지만 해도 환자들을 두꺼운 이부자리로 덮고 큰 난롯불을 때면서 창문은 닫아두었다.

이런 상태에서 천연두는 당연히 매우 "감염성이 높다". 요즘에는 이 질병에 있어서 좀 더 현명하게 대처한다.

이들은 환자를 가볍게 덮고 항상 창문을 열어 놓는 방식을 시도한다. 이제 우리는 천연두의 "감염" 소식을 이전보다 덜 듣는다. 하지만 사람들이 성홍열이나 홍역 같은 열병에 있어서 우리들의 조상들이 천연두에 있어서 그리 했던 것처럼 더 현명하게 접근하는가?

"감염"에 대한 대중적인 발상은 사람들이 환자보다 자기 자

그 후로부터 나는 천연두의 최초 표본이 텁텁한 방, 북적거리는 병실 등에서 자라, 천연두에 "걸리는" 것이 아닌 천연두가 시작되는 것을 내 눈과 코로 경험했다. 아니, 더 나아가서, 나는 질병이 시작되어 자라서 다른 병으로 옮겨가는 것을 본 적 있다. 개는 고양이에게 옮지 않는다.

예컨대, 나는 조금만 인원을 과잉해서 수용하면 지속적인 열병이 늘어나는 것을 본 적이 있다. 그리고 여기서 더 수용하면 장티푸스, 더 늘어나면 발진티푸스가 같은 병실이나 막사에서 자란다.

그렇다면 우리는 이런 시점에서 질병을 보는 것이 더 낫고, 더 진실에 가까우며 더 실용적이지 않을까?

왜냐하면 모든 경험이 보여주듯이, 질병은 형용사이지, 실질 명사가 아니기 때문이다.

신을 더 신경 써야 한다는 것 아닌가? 예컨대 환자와의 접촉을 최소한으로 하고 환자에게 필요한 것에 너무 많은 주의를 기울이지 않아야 한다는 것 아닌가?

"전염성 있는" 질병에 대한 이러한 견해의 불합리함은 가장 최근까지도, 어쩌면 지금도 몇몇 유럽의 검역소에서 행해지는 관례가 가장 잘 보여줄 것이다. 여기에서는 역병 환자들이 오물과 과잉 수용, 환기 부족 등의 끔찍한 상황에 놓였음에도 의료 관련자들은 환자의 혀를 망원경을 통해서 관찰하고 직접 종기를 열어보라고 랜싯을 던져주지 않았던가?

진정한 간호는 이를 막는 것이 아니라면 감염을 무시하여야 한다. 청결과 창문으로 들이는 깨끗한 공기, 그리고 환자에게 끊임없는 주의하는 것만이 진정한 간호사가 요구하고 원해야 하는 유일한 방어구이다.

현명하고 인도적인 환자 관리가 전염의 최선의 보호장치이다.

어째서 아이들이 홍역 등을 겪어야 하는가.
Why must children have measles, &c,.

많은 사람들이 믿는 의견 중에는 가끔 그것에 질문을 던지는 것이 유용한 경우들이 많지 않다. 예를 들자면 아이들은 "소아 전염병", "유행병" 등이라 불리는 병을 겪어야 한다고 흔히 생각하는 것이다. 다시 말하자면 그들은 날 때부터 이빨이 나는 것처럼 살아가기 위해서는 홍역이나 백일해, 심지어는 성홍열을 겪는 것이 당연하다고 여기는 것이다.

그럼 다시 설명해 주기를 바란다. 왜 아이들은 홍역에 걸려야 하는 것인가? 오, 왜냐하면 그들을 감염에서 예방할 수 없고 다른 아이들이 홍역에 걸리니까 그렇게 하는 편이 더 안전하기 때문이라고 말하는 것인가?

그렇다면 왜 다른 아이들은 홍역에 걸려야 하는 것인가? 만약에 그래야만 한다면 왜 당신의 아이까지 걸려야 하는가?

만약 청결과 환기, 표백, 그 외의 방법을 심음으로써 집의 보건을 지키는 규칙을 믿고 따른다면 (당신의 자녀가 소아 전염병에 걸려야만 한다는 생각은 단지 의견에 지나지 않지만 당신이 무조건 적으로 믿기 때문에 규칙이라고 할 수는 없다), 당신의 자녀가 그런 전염병을 겪지 않을 가능성이 더 높을 수 있다고 생각하지 않는가?

III. 사소한 운영 관리문제
PETTY MANAGEMENT

사소한 운영관리문제
Petty Management

이 노트에서 상세하게 언급한 모든 양질의 간호도 단 하나의 문제로 망치거나 부정적으로 바뀔 수 있다. 즉, 사소한 운영 문제, 다시 말해 간호사가 거기 있을 때는 무엇을 해야 하는지 모르는 것을 당신이 거기 없을 때 하는 것을 말한다. 가장 헌신적인 친구나 간호사가 항상 거기 없을 수도 있다. 그리고 이렇게 하는 것이 바람직하지도 않다. 그리고 간호사가 자신의 건강이고 다른 직무이고 다 포기하더라도 효율적이지 않다면 이 보다 덜 헌신적이나 직무를 곱절은 수행할 수 있는 간호사에 비한다면 이 간호사는 자신의 환자를 후자에 비해서 더 잘 돌볼 수 없을 수도 있다.

책 한 권으로 환자를 돌보는 사람들에게 어떻게 운영관리를 해야 할 지 가르치는 것은 간호를 가르치는 것 만큼 불가능하다. 케이스에 따라 상황이 바뀔 수도 있다. 하지만 간호사들에게 이렇게 생각하도록 강조할 수는 있다. 내가 없는 동안에 무슨 일이 벌어지는가? 내가 만약 화요일에 다른 곳에 가 있어야 한다고 생각해보자. 하지만 신선한 공기와 제 시간에 환자를 돌보는 일은 환자에게는 월요일보다 화요일에 덜 중요하지 않다. 다른 예시로, 나는 오후 10시에는 항상 환자를 돌볼 수 없다. 하지만 환자에게는 10시라고 해서 9시 55분보다 정숙이 덜 중요한 것이 아니다.

희한하게 보이겠지만, 이 매우 명백한 고려사항을 상대적으로 적은 사람들이 떠올린다. 혹은, 만약 생각해낸다면 이 친구나 간호사가 환자에게서 떠나 있는 시간을 점점 더 줄이지, 환자에게 중요한 것들이 떨어지는 시간이 없도록 조정하지 않는다.

모자란 부분에 대한 묘사
Illustration of the want of it

계율이 아닌 묘사로서 아주 적은 예시만 있어도 충분할 것이다.

환자실에 출입하는 비관계자들
Strangers coming into the sick room

아무 상관없는 세탁부가 "뭔가" 가지러 늦은 밤 환자실에 실수로 벌컥 들어가 드디어 잠에 빠진 환자를 깜짝 놀라게 하여, 되돌이킬 수 없는 영향을 미치나, 환자 자신도 그 이유를 웃어 넘기고 아무 말도 하지 않을 수도 있다. 당연하게도 그 순간 저녁 식사 중인 간호사는 그 세탁부가 다시 길을 잘못 들어 틀린 방에 들어가지 않게 하도록 이야기를 듣지 못하는 것이다.

환자실이 집 전체를 환기시키는 경우.
Sick room airing the whole house

환자의 방은 언제나 창문이 열려있을 수 있다. 하지만 환자실 외의 통로는 여러 개의 창문이 있어도 절대 어느 하나도 열지 않는 경우도 있다. 이것은 환자실 관리는 통로의 관리에 까지 연장된다는 사실을 이해하지 못해서 그런 것이다. 그러므로 종종 간호사는 환자의 방을 집 전체의 나쁜 공기가 통하는 환기구로 만드는 경우가 있다.

빈 방이 집 전체를 오염되게 만드는 경우
Uninhibited room fouling the whole house

빈 방이나 새로 칠한 방[1], 치우지 않는 옷장이나 벽장은 종종 집 전체의 나쁜 공기를 모으는 곳이 된다. 왜냐하면 이것들을 관리하는 사람이 이 공간들이 항상 환기되고 청소 되도록 정리하지 않기 때문이다. 이들은 "자기가 들어갈 때 만" 창문 정도만 연다.

편지나 메세지가 배달되거나 배달되지 않는 경우
Delivery and non-delivery of letters and messages

환자를 동요시키는 편지나 전갈은 전달되거나 중요한 편지나 전갈은 전달되지 않기도 한다. 그리고 중요한 방문객은 만나지 못하지만 안 보는 것이 더 중요한 방문객은 들여보내지기도 한다. 왜냐하면 이를 담당하는 사람이 이 질문을 하지 않기 때문이다. 내가 없는 동안 어떤 일이 벌어지는가?[2]

---

1 [Lingering smell of paint a want of care] 페인트에서 계속해서 나는 냄새는 주의가 부족해서 이다.
  뛰어난 벽지 제작사인 더 빌더가 말하기를, 집에 페인트를 칠한 후 한 달 동안이나 그 냄새가 떠나지 않는 것을 두고 이로써 환기의 필요성을 언급한 바 있다. 당연하지만 열 창문이 충분히 있는데도 한번도 냄새를 없애기 위해서 이것들을 열지 않는다면 이는 운영관리에서 환기를 충분히 하지 않는 잘못을 하고 있다는 증명이다. 당연히 그렇다면 냄새가 몇 달이고 머물 것이다. 그 냄새가 어디로 가겠는가?

2 [Why let your patient ever be surprised?] 왜 한 번이라도 환자를 놀라게 하는가? 도둑이 든 것이 아니라면 왜 환자를 한 번이라도 놀라게 할 필요가 있는가? 나는 그 이유를 모르겠다. 잉글랜드에서는 사람들은 도둑이 아니고서야 굴뚝으로 들어

어떤 경우에도, 거의 틀리지 않고 말하자면, 간호사는 동시에 환자를 돌보고, 문을 열고, 밥을 먹고, 전갈을 받을 수 없다. 하지만 이를 관리하는 사람은 이런 불가능성을 정면에서 보지 못하는 것 같다.

이에 덧붙이자면, 이런 불가능한 일을 하려고 하는 것이 오히려 불쌍한 환자를 더 초조하고 불안하게 만든다.

"항상 중간에 직접 개입"하는 등의 반 쪽짜리 대처는 환자의 불안을 증폭시킬 뿐 줄이지 못한다. 왜냐하면 이는 반 쪽짜리일 뿐이기 때문이다.

Partial measures such as "being always in the way" yourself, increase instead of saving the patient's anxiety. Because they must be only partial.

당신이 기억하지 못한다고 해서 환자가 이런 것들을 기억

오거나 창문으로 들어오지 않는다. 그들은 문을 통해서 들어오고 누군가가 그 문을 열어 주어야 한다. 그 문을 열어주도록 맡은 "누군가"는 두셋 많아야 네 명 중 한 명이다. 왜 이 많으면 네 명까지의 인원이 초인종이 울릴 때 확인하면 안 되는가?

경계 초소의 보초병은 개인 집이나 시설의 하인들보다 훨씬 자주 교체된다. B 대신 A가 보초를 서고 있었으므로 적이 초소에 침입했다는 변명에 대해 어떻게 생각하는가? 그러나 나는 개인의 집이나 시설에서 이와 같은 변명을 하고, 이가 받아들여지는 광경을 여전히 목도하게 된다. 즉, B가 아닌 A가 문을 열어줬기 때문에 이러저러한 사람은 "들여보내고" 혹은 "들여보내지"않고, 이런 소포는 잘못 전달되거나 잃어버리는 경우를 말한다!

할 것이라고 여기지 않는다. 그러면 환자는 방문객이나 편지가 도착하는지 생각해야 할 뿐만 아니라 당신이 어느 날 언제 와서 그 도착에 개입하는지 까지 생각해야 한다. 그러므로 당신의 직접 "중간에 개입"하는 반쪽 짜리 대처는 그가 생각해야 할 필요성 만을 늘릴 뿐이다. 그에 반해 당신이 없더라도 항상 그렇게 되도록 대처해 놓는다면 환자는 한 번도 그에 대해서 생각해 볼 필요가 없다.

위와 같은 이유로 환자가 스스로 할 수 있는 일이라면 그렇게 하는 편이 환자를 덜 불안하게 하므로 이를 대신할 수 있는 사람이 운영관리에 의지가 있지 아니하면 환자가 하도록 둔다.

편지의 답장함에 있어, 답장을 쓰도록 위임 받은 사람이 이를 완료하여 환자가 더 이상 신경 쓰지 않아도 될 때까지 4번의 대화와 5일간의 대기기간, 6번의 불안을 겪으며 기다리기보다 환자가 직접 답장을 하도록 두는 것이 확연하게 환자 자신에게 덜 고되다.

불안, 불확실함, 기다림, 기대, 뜻밖의 일에 대한 두려움 등은 환자에게 어떤 고난보다도 나쁘다. 환자는 적과 늘 함께 이고, 내부에서 싸우고 있으며, 그 적과 긴 상상의 대화를 하고 있음을 기억하라. 이것은 대단한 일이다. "그의 적을 가장 빠르게 제거하는 것"이 환자를 대하는 가장 첫 번째 규율이다.[3]

이와 같은 이유로, 하루가 됐든, 한 시간이 됐든, 10분이 됐든 어딘가로 나갔다가 다시 되돌아 와야 할 때 항상 환자에게 알려줘야 한다. 아마도 당신은 환자가 당신이 나가기는 하는지 알지 않는 편이, 그리고 당신의 존재가 환자에게 "너무 중요하게" 되지 않는 편이 낫다고 생각할 수도 있다. 그렇게 하면 잠시 동안 떨어지는 고통이나 불안을 준다는 사실을 참을 수 없기 때문이다.

그럴 일은 없다. 가야만 한다고 가정해 보자. 건강과 의무가 당신을 부른다. 그렇다면 툭 터놓고 환자에게 그렇게 말하라. 그가 모른 채 당신이 간다면, 그리고 그가 이를 알게 된다면, 당신에 대해서 환자는 더 이상 안심하지 못하고 당신이 해야만 하는 일을 해버릴 것이다. 그리고 그는 십중팔구 옳다. 만약 언제 돌아올지 말하지 않고 간다면, 환자는 당신과

---

3 많은 신체 활동에는, 다른 사정의 변함이 없다면 그 활동에 걸리는 시간에 직접적으로 비례하여 위험이 따른다. 그리고 다른 변함이 없다면 그 활동을 하는 자의 성공은 그가 얼마나 빠르냐에 비례한다. 정신적인 활동에도 환자에게 이 규칙이 그대로 적용되는 것들이 있다. 다른 변함이 없다면 그들의 활동 능력은 얼마나 빠르게, 서두르지 않고, 하느냐에 따라 완수할 수 있다.

환자 모두에게 해당되는 일이나 당신이 그에게 해야 하는 일에 대해서 미리 예상하거나 대비책을 마련하지 못한다.

사고가 일어나는 이유의 절반은 무엇인가?
What is the cause of half the accidents which happen?

나쁜 일이나 사고, 특히 자살에 관한 보고서나 치명적인 케이스의 병력을 자세히 보면 얼마나 자주 어떤 일이 "그", 혹은 더 많은 경우 "그녀"[4] 가 "그 자리에 없었기" 때문에 벌어졌는지 놀라울 지경이다. 하지만 그 보다 더 놀라운 것은 얼마나 자주 이가 충분한 이유가 되고 정당화 되는 지 이다. 이런 일이 일어나는 것 자체가 정당화될 수 없다는 증거이다. 이를 담당하는 사람은 정당하게 그 자리에 없을 수 있다. 충분한 이유로 다른 곳에 불려갔을 수도 있고, 매일 발생하고 피할 수 없는 이유로 그 자리에 없을 수도 있다. 그러나 그가 그자리에 없는 동안 제공할 대비책이 구비되지 않았다. 이 때 잘못은 그가 "그 자리에 없는 것"이 아니라, 운영관리에 있어서 "그 자리에 없는" 때에 대비한 보충이 부족한 탓이다. 해가 일식이나 밤이 되어 없어지면 우리는 양초를 켠다. 하지만 마치 환자나 어린이를 돌보는 사람이 그 자리에 없으면 가끔 있는 일식이든 정기적인 밤이든 상관없이 이를 보충해야 한다

---

4   역자 주: 앞서 번역에서는 'she'를 중립적 표현인 '그'로 번역했으나, 여기서 나이팅게일은 'he'와 'she'를 한 문장 안에서 병렬적으로 사용하고 있으므로 이 부분에 한하여 'she'를 '그녀'라고 한다.

는 생각이 들지 않는 것처럼 보인다.

많은 목숨을 잃을 수 있고 그러한 운영관리의 부족에 의한
영향이 끔찍하고 명백한 기관에서는 이러한 문제가 개인 집
에서보다 덜 하다.[5]

5　[Petty management better understood in institution than in private houses.]
　개인 집보다 기관에 사소한 운영관리가 더 잘 이해되고 있음.
　이는 매우 사실인 것이, 매우 높은 지위에 있는 두 여성의 케이스에 관해서 언급할
　수 있다. 이들은 모두 수술 후 같은 방식의 결과에 의해서 사망했다. 이 두 케이스
　모두, 가장 권위가 높은 사람에 의하면, 런던 병원에서는 벌어지지 않을 치명적인
　결과였다고 한다.
　[What institutions are the exceptions?] 어떤 기관이 예외인가?
　하지만 병원의 사소한 관리 기술에 있어서, 내가 아는 한, 군병원은 제외되어야 한
　다. 내 스스로 경험에 비추어 보자면, 엄숙히 말하건대 섬망증 중 자살이나, 출혈
　에 의한 사망, 취한 위생대원에 의하여 죽어가는 환자가 침상에서 끌어 내려지는
　일 등, 이 외의 덜 명백하고 충격적인 일과 같은, 여성 간호사가 있는 런던 시민 병
　원에서는 벌어지지 않을 치명적인 사고들이 군병원에서 벌어지는 것을 내 눈으로
　보고 알고 있다. 군의관들은 이 사고에서 모든 잘못이 면책되어야 한다. 어찌 군의
　관이 하루 종일 밤낮으로 (예컨대) 섬망증에 시달리는 환자를 살피고 있을 수 있는
　가? 문제는 체계적인 간병 시스템이 갖추어지지 않았다는 데 있다. 믿음직한 남성
　이 각 병실의, 혹은 병동의 사무원이 아닌 수간호사로서 (그리고 병원 최고 병장 수
　간호사, 혹은 병실장이라면 정당한 규정에 의하여 자연스럽게 현재로서도, 그리고
　절대로) 전담하고 있었다면 모든 가능성을 통틀어서 없을 수도 있는 일이었을 것이
　다. 하지만 믿음직한 여성이 각 병실이나 병동을 담당하고 있었다면 이런 일은
　확실하게 일어나지 않았을 것이다. 다시 말하자면, 믿음직한 여성이 진정한 책임
　자라면 이런 일들은 일어나지 않는다. 여기에서, 나는 전쟁터 병원의 긴급사태와
　같은 특별한 경우만을 말하는 것이 아니고, 평화의 시기에 일반 군병원도, 혹은 전
　쟁 시 우리군이 평화시의 고국에 있을 때보다 더 건강하여 고국의 병원에 덜 부담
　이 가는 때도 포함한다.
　[Nursing in Regimental Hospitals] 군연대 병원에서의 간호
　군연대 병원에서 흔히 하는 말은, 환자들이 "서로 돌봐야 한다"는 것인데, 이는 예
　컨대 30명의 환자가 있으면 그 중 1명 만이 심각하게 아프고 나머지 29명은 사소한

하지만 두 경우 모두, 누가 담당을 하든 그의 머리에는 이 질문을 항상 새기도록 해야 한다. (올바른 것을 어떻게 항상 내가 할 수 있는가가 아니라) 옳은 것이 언제나 완수될 수 있게 어떻게 할 수 있을까? 하는 것이다.

그리고, 그의 정당한 부재로 틀린 것이 발생하더라도 그가 던질 질문은 (가능하지도 않고 바람직하지도 않은 '내 장래 부재를 내가 어떻게 대비하여야 할까'가 아니라) 내 부재 동안 발생할 수 있는 문제에 대하여 어떻게 대비해야 할까? 이다.

편인데다 이들은 달리 할 일이 없으므로 그들이 서로 간호를 해야 한다는 것이다. 그리고 군인들은 복종하도록 훈련 받았으므로 그들이 제일 순종적이고, 그러므로 최고의 간호사가 될 것이고 나아가 자신의 전우에게는 항상 친절할 것이기 때문이라는 것이다.

그런 말을 하는 사람들은 다음을 염두에 둬야 한다. 복종을 하기 위해서는 어떻게 복종하는지를 알아야 하고, 이 군인들은 간호에 있어서 어떻게 명령을 따라야 하는지 모른다. 나는 이 "친절한" 동료들이 (그리고 이들이 얼마나 친절한지는 나만큼 잘 아는 사람도 없을 것이다) 적어도 한 번은 전우를 옮기는 와중에 그 전우가 죽은 적이 있다. 나는 이 "친절함"이 기분을 고취시켜 비밀리에 취하는 것을 본 적이 있다. 이렇다고 하여 이가 반드시 여성 간호사들이 군연대 병원에 배치 되어야만, 혹은 배치될 수 있음을 의미하는 것은 아니다. 그것은 불가능한 것이 아니라면 가장 바람직하지 못하다. 하지만 군병원 병장의 수간호사는 가장 중요하고 가장 필수적일 수록 가장 경험이 부족한 간호사이다. 틀림없이, 런던 병원의 "자매님"도 가끔은 다른 환자들에게 위태로운 병환을 살펴 전달받도록 하는 경우가 있다. 하지만 또한 틀림없이, 이는 항상 그 자신의 관리하에 둔다. 그리고 만약 무언가를 해야 하는 때가 오면 그는 무엇을 해야 하는 지도 알고 있다. 얼마나 "친절"한지, 얼마나 그럴 의지가 충만한지에 상관없이 다른 환자들이 아무 도움 없이 감으로 일을 처리하도록 두지 않는다.

"담당한다"는 것의 의미
What it is to be "in charge."

얼마나 적은 남성이, 그리고 여성들도, 크고 작은 일에 있어서 "담당하는 것", 즉, 어떻게 "담당"을 수행하는 지에 대해서 잘 이해하지 못하고 있는지. 엄청난 재앙에서부터 아주 사소한 사고까지 결과는 종종 그러한 "담당하는 사람"의 모자람 또는 그의 어떻게 "담당하는"지에 대한 지식의 모자람으로 추적된다 (혹은 추적되지 않는다). 얼마 전, 여태껏 조선된 배 중 가장 좋고 가장 강한 배의 시범 항해 때 굴뚝 케이싱이 터지는 바람에 수 명의 생명을 잃었고 수백 명의 생명을 위험에 빠뜨렸다. 이는 그 배의 새롭고 시험해 본 적 없는 작업에서 감지되지 못한 문제에 의한 것이 아니었다. 하지만 그 원인은 잠겨있으면 안 되는 밸브 꼭지가 잠겨 있어서 벌어진 일이었다. 어린 아이도 어떻게 하면 주전자 물이 넘치는 지 알고 있다. 그리고 이에 관하여 누구도 간단히 어떻게 "담당을 하는 지" 아니면 누가 담당을 했는지 몰랐기 때문이었다. 아니, 더 나아가서, 사고원인을 규명하는 담당 위원들이 이 일을 "사고사"로 처리한 것으로 보아 이를 모두 무시하고, 꼭지는 "제대로 관리" 되었다고 보았다.

이것이 넓은 규모에서의 이 말의 의미이다. 훨씬 작은 규모로 가자면, 얼마 전, 정신이상이 온 어떤 사람이 아직 의사가 담당하고 있고 그의 간호사들이 대부분 그 자리에 있는 때에 스스로에게 불을 질러 느리고 의도적인 죽음을 맞이한 적이 있다. 그러나 의사도 간호사도 '책임이 없다'고 여겨졌다. 이런 사고들이 발생하는 것 자체가 사건을 증명한다. 이에 대해서는 달리 더 할 말이 없다. 그들은 자기들의 업무에 대해서 잘 몰랐거나 그것을 어떻게 수행해야 할 지 몰랐다.

"담당"을 하기 위해서는 내 스스로 제대로 된 조치를 취하는 것 뿐만 아니라 다른 이들도 모두 그렇게 하도록 하는 것이다. "담당"한다는 것은 다른 이들이 마음대로 아니면 무지하게 그런 조치들을 좌절시키거나 막지 않도록 하는 것이다. 이는 내가 모든 것을 다 해야 한다는 것이 아니고 각 임무를 사람들에게 맡기는 것도 아니고 일을 맡은 자들이 이를 해내는 것을 확실케 하는 것이다. 이것이 환자를 "담당하는" 하는 사람에게 (다른 무엇보다), 그가 여러 명을 담당하든, 한 명을 담당하든, 붙여져야 하는 의미이다. (그리고 적어도 개별 환자에 대하여는 이가 잘 이해되었다고 생각한다. 한 환자가 4명에 의해서 1명이 10명을 보살피는 것 보다 덜 정확하게 보살펴 지는 일이 종종 있다, 아니면 적어도 4명이 보살피는 40명보다도 덜 정확한 경우가 있다. 그리고 이는 전부 한 "담당하는" 사람이 부족해서 생기는 일이다.)

요즘에는 좋은 하인이 별로 없다고들 말한다. 나는 좋은 주인이 별로 없다고 말한다. 사고원인 규명 위원들이 꼭지가 자기 스스로 담당했다고 하는 것처럼, 주인들도 요즘에는 자기 집이 스스로를 담당하는 것으로 생각하는 듯 하다. 그들은 어떻게 명령을 내려야 하는 지도, 훈육의 진짜 의미인 어떻게 하인들이 명령을 따르도록, 즉, 영민하게 따르도록 가르쳐야 하는 지도 모른다.

다시 말하자면, 담당 책임자들은 종종 자기가 없는 사이에 아무도 그들의 업무나 시스템, 장부, 계좌 등을 자기 자신 말고는 이해할 수 없어서 얼마나 사람들이 자기를 "그리워할지"에 대해서 자긍심을 가지고 있는 것 같다. 내가 보기에 자긍심은 누구나 이해할 수 있고 유지할 수 있는 시스템과, 곳간과 벽장, 장부, 계좌 등을 지켜서 만약 부재나 병환이 있는 경우에 다른 사람에게 넘겨주어 모든 것이 평소와 같이 유지되도록 하여 그리울 일이 없도록 하는 데 있다고 본다.

왜 고용한 간호사가 문제를 일으키는가.
Why hired nurses give so much trouble.

주목 : 사람들은 종종 전문 간호사를 병환 때문에 일반 가정집에 고용한 경우, 환자를 방치하지 말라는 요청으로 다른 하인들에게 "명령을 하여" 골치 아프게 만든다고 불평을 한다. 두

가지 모두 사실이다. 환자는 종종 방치되고, 하인들은 종종 불공평하게 "혹사당한다". 하지만 잘못은 일반적으로 담당 책임자의 운영관리 부족에 있다. 간호사를 필요한 경우 추가하는 것과 환자가 절대로 방치되지 않는 것은 그가 처리할 일이다. 그리고 이 일들은 조금의 운영관리로 꽤 호환이 좋은 것들이며 둘이 같이 할 경우에야 이룰 수 있는 일이다. 당연히 간호사가 하인들을 "명령해대는"일은 없어야 한다.

IV. 소음 NOISE

필요 없는 소음
Unnecessary noise

필요 없는 소음, 혹은 기대감을 불러일으키는 소음이 환자에게 가장 나쁘다. 귀 자체에 영향을 미치는 소음의 시끄러운 정도는 환자에게 미치는 영향이 가장 적은 것으로 보인다. 예컨대 환자 집 근처에서 비계를 설치하는 소음은 전반적으로 환자들이 버틸 수 있지만 말소리, 나아가서는 소근거리는 소리, 특히 익숙한 목소리가 문 밖에서 속삭이는 소리는 환자들이 버틸 수 없다.

가벼운 뇌진탕이나 다른 뇌의 장애로 아주 작은 소음에도 반응하는 환자들이 있는 것은 사실이다. 하지만 간헐적인 소음, 혹은 급작스럽고 급격한 소음은 이러한 경우와 함께 다른 경우에서도 지속적인 소음에 비해서 더 많은 영향을 미친다. 이는 반동이 있는 소음이 그렇지 않은 소음에 비해서도 마찬가지이다. 한 가지 당신이 확신할 수 있는 것이라면 환자를 잠에서 갑자기 깨우는 소음은 어떠한 연속되는 (이가 아무리 시끄러운지에 상관없이) 소음에 비해서 틀림없이 그를 더 큰 흥분상태에 놓이게 할 것이고, 그에게 더 심각한, 그리고 지속적인 해를 입힐 것이라는 것이다.

환자가 잠에 들었을 때 깨우지 말 것.
Never let a patient be waked out of his first sleep.

의도적으로든 실수로든 환자를 깨우지 않는 것은 좋은 간호의 필수 불가결한 요소이다. 환자가 잠에 들자마자 깨는 경우에는 그는 거의 확실히 다시 잠에 들 수 없다. 이는 별나지만 이해할 수 있는 사실인데, 환자가 잠이 든 지 몇 시간 후 깬 경우에는 몇 분이 지난 후 깼을 때 보다 다시 잠들 가능성이 더 높다. 왜냐하면 뇌의 과민성처럼 고통 자체가 존속되고 심화되기 때문이다. 만약 수면으로써 이 두 가지 (역자 주: 뇌의 과민성과 고통) 중의 하나라도 일시적인 중단이 있었다면 이는 일시적인 중단보다 더 많은 것을 얻은 것이다. 이 두 가지 모두 같은 강도로 다시 발생할 가능성은 줄어들 것이다. 그에 비해 잠이 부족하면 이 두 가지 모두 엄청나게 늘어난다. 이것이 바로 수면이 항상 중요한 이유이다. 그리고 이것이 왜 잠에 든 지 얼마 지나지 않아서 깬 환자가 단지 잠을 잃는 것 뿐만이 아니라 잘 힘을 잃는 것이기도 하다. 건강한 사람이라면 낮에 잠을 자는 경우 밤에 잠을 잘 수 없다. 하지만 환자의 경우에는 이것이 반대이다. 더 많이 잘수록 더 잘 잘 수 있다.

기대감을 불러일으키는 소음.
Noise which excites expectation.

환자의 방에서 속닥이는 대화.
Whispered conversation in the room.

나는 자주 환자의 친구들이나 의사가 (결과적으로는 잔인한 일이나 전혀 의도하지 않게) 환자가 있는 방이나 환자의 방에 연결된 통로에서 그들이 금방이라도 들어오기를 기다리거나 방금 막 환자를 보고 나온 후, 그들이 자신에 대해서 이야기한다는 사실을 알고 있는데도 긴 대화를 나누는 행동의 생각 없음에 놀라워했다. 만약 그가 친근한 환자라면 그는 듣지 않기 위해 다른 데 신경을 돌리려고 할 것이다. 그리고 이는 상황을 더 나쁘게 만든다. 왜냐하면 이렇게 집중하고 노력하는 것은 너무나도 중대해서 나중에 환자의 상태를 나쁘게 하지나 않으면 다행이기 때문이다. 이가 같은 방에서 속삭이는 소리로 한 대화라면 이는 더욱 잔인하다. 왜냐하면 환자의 주의는 본의 아니게 들으려고 노력하지 않아야 하는 것이 불가능하기 때문이다. 살금살금 걷는 것이나, 환자실 안에서 모든 것을 느리게 하는 것 역시 이와 같은 이유로 해롭다. 확실하고 가벼우며 빠른 발걸음, 안정적이고 빠른 손이 요구된다. 느리고, 천천히, 끌면서 걷는 발과 소심하고 불확실한 손이 아니다. 종종 잘못 알려져 있지만 느림이 조심스러움이 아니다. 빠르고 가볍게, 그리고 조심스러움은 모두 서로 양립할 수 있다. 다시, 만약 열병환자의 얼굴이 앙상해지고, 눈은 이글거리듯이 불거져 복도에서 들리는 목소리의 사람이 들어오기를 기다리며 경청하는 모습을 친구들과 의사들이 간호사가 볼 수 있고 보아야 하는 것처럼 보기만 했다면 이처럼 기대나 마음의 흥분을 일으키는 위험을 무릅쓰지는 않을 것이다. 이러한 불필요한 소음들이 분명코 많은 경우 착란을 일으키거나 심각하게 했을 것이다. 내가 아는 한 케이스에서는 죽음으로 이르기 까지 했다. 이 죽음은 공포에서 비롯된 것이라고 보아도 무방할 것이다. 이것은 환자가 볼 수 있는 거리에서 나눈 다가올 수술에 관하여 길게 속삭인 대화의 결과였다. 하지만 충분히 제대로 의사소통이 이루어졌으면 어떤 환자라도 수술을 받아들일 것이라는 확신이 있는 금욕적인 태도보다 더 많은 것을 알고 있고, 수술을 받을 수 있는 자라면 (이 경우 단언된 바) 단순한 공포가 이러한 치명적인 결과를 낳을 것이라고 믿기를 저어할 것이다. 이 경우에는 무엇이 그에게 결정될까에 대한 불확실함과 불편한 기대감이 원인이었다.

혹은 바로 문 밖에서.
Or just outside the door.

공통된 원인인, 예를 들자면, 의사나 친구가 환자가 있는 자리를 떠서, 그의 방문에 대한 결과에 대한 의견을 환자실 문 밖이나 붙어 있는 방에서 환자에게 들리는 거리에서, 혹은 환자가 들을 것을 알고서 거기 있는 친구에게 나누는 것이 가장 나쁨은 더 말할 필요가 없다.

여성들의 드레스에서 나는 소리
Noise of female dress

내 생각에는, 걱정스럽게도, 특히 요즘 같이 여성 문인들이 우리 "여성들"의 "특별한 가치와 임무"를 끊임없이 강조하고 있는 때에, 드레스가 매일 같이 점점 더 "임무"를 수행하는 데나 용성 자체가 전혀 부적절해지고 있는 것 같다. 이는 어떤 예술적이나 가사 목적으로도 부적합하다. 요즘에는 남자들이 환자실에서 여성보다 더 유용하고 훨씬 덜 폐를 끼친다. 드레스에 부대껴서 모든 여성들이 요즘에는 발을 끌고 다니거나 뒤뚱거리며 다닌다. 남자들만이 환자실 바닥을 요동치게 하지 않고 지나다닐 수 있다! 여성의 가벼운 발걸음은 어떻게 된 것인가? 우리가 요구했던 확실하지만 가볍고 빠른 발걸음은 어디로 갔는가?

불필요한 소음은 아픈 사람이나 건강한 사람 모두에게 끼칠 수 있는 가장 잔인한 부주의이다. 왜냐하면 이 모든 발언에서 환자만을 언급한 이유는 같은 이유로도 건강한 사람보다 아픈 사람이 더 큰 비율로 고통 받기 때문이다.

필요 없는 (아무리 작다고 하더라도) 소음은 아픈 사람에게 (훨씬 더 큰) 필요한 소음에 비해서 더 큰 해를 끼친다.

부스럭 거리는 간호사에 대한 환자들의 거부감.
Patient's repulsion to nurses who rustle.

이것의 주의 유무에 따라 신비한 친밀성과 거부감에 대한 모든 규칙은 그 스스로, 전부가 아니라면 많은 부분 해결될 것이다.

그가 모를지라도, 부스럭거리는 (전문 혹은 비전문 모두) 간호사는 환자에게 있어서 공포의 대상이다.

실크와 크리놀린의 부스럭거림, 열쇠들이 부딪히는 소리, 코르셋과 신발이 삐걱거리는 소리들은 환자에게 세상의 어떠한 그를 더 낫게 하는 것보다도 더 많은 해를 가할 것이다.

여성의 소리 없는 발걸음, 조용한 옷자락은 요즘에는 말 뿐이다. 그의 치마는 (가구 몇 점을 넘어뜨리지 않는다면) 방 안의 모든 물건을 한 번씩 건드리고 다닌다.[1]

다시 말하지만, 간호사는 모든 것이 덜컥거리게 하면서 문을 열어서는 안 된다. 혹은 가져가야 할 물건을 한 번에 잊지 않고 가져가지 않아서 필요 이상으로 문을 열어서도 안 된다.

좋은 간호사는 항상 자기 환자의 방에 있는 문이나 창문이 덜컹거리거나 삐걱거리지 않도록 확실히 한다. 그리고 특히 밤에 환자 곁을 떠나기 전에 블라인드나 커튼이 열린 창문으로 들어오는 어떤 바람의 변화에 의해서 펄럭거리게도 하지 않는다. 환자가 이것을 말해주길 기다리거나 이런 것들을 재확인 해줘야 한다면 간호사가 있어야 하는 이유는 무엇인가?

---

1 [Burning of the crinolines] 불타는 크리놀린들.
　　그 치마들에 불이 붙지나 않으면 - 그리고 자신의 환자와 함께 희생하기를 포기하지 않아서 자기 패티코트 안에서만 불에 붙으면 다행이다. 나는 호적 본서 장관이 이 해괴하고도 흉측한 관습에 의해서 일어나는 화재에 의한 사망의 정확한 건수를 알려 줬으면 좋겠다. 하지만 만약 사람들이 어리석을 것이면 그들의 어리석음에서부터 이들을 보호하는 방책이 필요하다. 이 방책은 모든 화학자들이 아는 것으로 패티코드에 먹이는 풀에 백반을 섞은 것이다. 그렇다면 이 풀 먹인 옷가지가 불에 타오르는 일을 막을 수 있을 것이다.
　　[Indecency of the crinolines.] 크리놀린의 부적절함.
　　크리놀린을 입는 사람들이 다른 사람들도 볼 수 있는 그들의 부적절함을 볼 수 있으면 좋겠다고 나 또한 생각한다. 연세가 지긋하여 점잖은 여성이 몸을 숙일 때, 그가 크리놀린을 입고 있다면 그의 인간다운 부분이, 마치 오페라 댄서가 무대에서 그러듯이, 상당히 노출된다. 하지만 누구도 그에게 이 불편한 진실을 말해 주지 않을 것이다.

전 계급을 걸쳐 요구하는 타입의 환자보다 부끄러움을 타는 환자가 더 많다. 그리고 많은 환자들이 그들의 간호사에게 그들이 잊어 버린 것을 확인시켜주기 보다 계속해서 불편한 밤을 보낸다.

창문에 블라인드가 있다면 사용하지 않을 때는 항상 끝까지 올라가 있도록 하라. 조금이라도 흘러내린 부분이 있다면 바람이 불 때마다 펄럭거려 환자들을 방해할 것이다.

서두름은 환자에게 해롭다.

Hurry peculiarly hurtful to sick.

모든 서두름이다 부산함은 환자에게 해롭다. 그리고 환자가 재미로 하는 일이 아니라 의무적으로 해야 하는 일이 있다면, 이는 두 배로 해롭다. 환자가 일에 대해서 말하는데 친구가 옆에 서서 꼼지락거리거나, 혹은 친구가 앉아 환자에게 말할 기회도 주지 않을 작정으로, 혹은 즐겁게 해주기 위해서 떠드는 것 모두 사려 깊지 못한 행동이다. 환자가 일에 대해서 이야기 할 때는 항상 앉아서 서두르는 기색 없이 들으며 완전한 관심을 기울이고, 당신의 조언을 필요로 하면 온전하게 숙려할 것이며 이야기가 끝나면 자리를 바로 뜨도록 하라.

환자를 방문 시, 환자에게 피해가 가지 않도록 하는 방법.
How to visit the sick and not hurt them.

항상 환자의 시야에 들어오는 위치에 앉아라. 그렇게 하면 그와 대화할 때 환자가 고통스럽게 당신을 보기 위해서 고통스럽게 고개를 돌릴 필요가 없어진다. 사람들은 말하는 사람을 자연스럽게 쳐다본다. 환자에게 이런 행동을 피곤하게 만들면 당신은 그 사람에게 해를 가하는 것이다. 그러므로 서서 말을 하면 환자가 시야를 위로 향하게 하도록 하는 것이다. 가능한 한 가만히 있고, 손짓을 통해 말하지 않아야 한다.

환자가 한 말이나 요구를, 특히 시간이 지난 후에, 다시 반복하게 하지 말라. 종종 바쁜 환자가 너무 일을 자기 스스로 많이 한다고 나무라는 경우가 있다. 그들은 본능적으로 옳다. 메시지를 주거나 편지를 쓰도록 맡은 사람이 그렇게 하도록 부탁 받은 후, 예를 들자면 30분 정도 후에, "12시 약속이었나요?" 혹은 "주소가 뭐라고 하셨죠?" 라고 다시 묻거나 그것보다 더 불편하게 하는 질문들을 하여 환자가 기억을 해내도록, 심한 때에는 결정을 다시 하도록 환자를 수고시키는 경우를 얼마나 자주 보았는가? 이런 경우에는 스스로 편지를 다시 쓰는 편이 훨씬 편하다. 이것은 바쁜 병자에게 있어서 거의 보편적인 일이다.

이러한 점에서 다른 주의사항을 이끌어 올 수 있다. 병자의 뒤에서부터, 혹은 문에서부터, 아니면 거리를 두고도, 그리고 그가 무언가를 하고 있는 동안에는 절대로 그에게 말을 걸지 말라.

이러한 점에서 하인의 직무상 예의 바름은 병자에게 너무나도 고마운 일이어서 병자들은 자신들도 잘 모른 채 주변에 하인 말고는 두지 않는 경우가 많이 있다.

이런 것들은 상상이 아니다.
These things are not fancy.

이런 것들은 환자의 상상에 의한 헛된 짓이 아니다. 모든 생각이 신경 물질을 분해하는데 신경물질의 분해와 재생성은 항상 반복되는 것이고, 환자는 이 과정이 건강한 사람에 비해서 더 빠르게 진행된다. 뇌가 생각을 하여 신경물질을 분해하는 동안 갑자기 다른 생각으로 끼어들면 새로운 수고를 요구하는 것이다. 이런 상상이 아닌 사실들을 고려하자면 우리는 "상상력이 풍부한 사람을 놀라게 함"으로써 확실한 부상을 입히는 것임을 기억해야 할 것이다. 안타깝게도 이는 상상이 아니다.

방해는 환자에게 피해가 간다.
Interruption damaging to sick.

만약 병자가 직업에 의하여 어쩔 수 없이 생각을 많이 하는 일을 계속해야 한다면 이 부상은 배가 된다. 정신이 혼미하거나 마비상태인 환자에게 밥을 먹일 때, 갑자기 음식을 주면 그를 질식시킬 수 있으므로 숟가락으로 입술을 조심스럽게 문질러 주의를 끌어야 그가 완전히 안전하게 음식을 무의식 중에 삼킬 수 있다. 이는 뇌도 마찬가지이다. 뇌에 갑자기 결정을 해야 하는 생각을 주면 상상이 아닌 진짜 부상을 입힐 수 있다. 아픈 사람에게 갑자기 말을 걸지 말라. 하지만 이와 동시에 그가 계속 기대하게도 만들지 말라.

그리고 건강한 사람에게도.
And to well.

이 규칙은 아픈 사람에게 만큼이나 건강한 사람에게도 적용된다. 나는 수시로 방해 받는 사람 중에 그것 때문에 지적 능력이 혼란해지지 않은 사람을 본 적이 없다. 그렇게 되기까지 과정에서 고통은 없었을 수 있다. 환자에게 있어서 고통은 부상의 경고이다.

환자를 서 있게 하는 것.

Keeping a patient standing.

움직이는 환자에게 말을 걸거나 메시지 혹은 편지를 주기 위해서 다가가거나 앞지르지 말라. 그렇게 하는 것은 환자의 따귀를 때리는 행위나 다름없다. 나는 간호사가 방으로 들어와서 서있다가 바닥에 털썩 주저앉는 환자를 본 적이 있다. 이는 가장 주의 깊은 간호사도 저지를 수 있는 사고였다. 하지만 다른 경우는 의도적으로 하는 것이다. 그런 환자는 동인도까지 갈 수 있는 상태가 아니다. 만약 당신이 10초만 더 기다리거나 10야드만 더 걸어간다면 환자의 산책은 끝나있을 것이다. 환자가 당신이 하는 말을 15초만이라도 더 듣기 위해 서있는 동안 얼마나 많은 노력을 해야 하는지 모를 것이다. 내가 가장 친절한 간호사와 친구들이 이러는 것을 보지 못했더라면 이런 경고는 필요하다고 생각하지도 않았을 것이다.[2]

---

2 [Never speak to a patient in the act of moving] 환자가 이동하는 동안 말을 걸지 말 것.

간호사는 조금의 관찰로 환자가 이를 감당할 수 없을 것 같으면 절대로 서있거나 이동 중인 환자에게 말을 걸지 않아야 한다는 점을 절대적으로 필수적인 규칙으로 삼아야 한다. 나는 연약한 환자들에게 일어나는 사고 중에 계단으로 굴러 떨어지거나 일어난 후 기절하는 경우 등 많은 경우가 간호사들이 그들에게 말을 걸기 위해서 튀어나오는 때에만 일어난다고 단언할 수 있다. 혹은 그렇게 될까 봐 걱정하는 환자들의 경우도 있을 것이다. 만약 환자가 스스로 의자에 앉을 때까지 그 혼자 내버려 둔다면 그런 사고는 거의 일어나지 않을 것이다. 만약 간호사가 환자를 동반한다면 간호사가 환자에게 말하도록 요구하지 않도록 해야 한다. 어떠한 연약한 환자라도 그의 심장과 폐, 그리고 뇌에 얼마나 많은 노고가 필요한지 상상할 수 없는 간호사가 있다는 사실이 놀라울 따름이다.

환자들을 깜짝 놀라는 것을 두려워 한다.
Patients dread surprise.

환자들은 종종 "아무도 보지 않을 때 많은 것을 할 수 있는"것으로 비난을 받고는 한다. 그렇게 할 수 있는 것은 사실이다. 간호사가 여기에서 말한 것과 같은 배려를 아주 적은 부분을 제외하고 모두 행한 경우가 아니라면 아주 약한 환자는 누군가에게 부탁하는 것보다 여러 가지들을 자기 스스로 하는 편이 덜 수고롭다고 여긴다. 그리고 그는 자신이 침대에서 의자로, 혹은 방에서 방으로, 혹은 아래층으로, 아니면 잠깐 밖으로 나가는 때에 간호사가 "들이닥쳐" 말 거는 것을 두려워하여 간호사가 없는 시간을 (무고하게 그리고 본능적으로) 계산한다. 그 순간 말을 거는 일은 그를 매우 불편하게 할 것이다. 이런 경우에는 환자가 그런 수고를 하루에 한두 번 이상은 하지 않도록, 그리고 한다면 매일 같은 시간에 하도록 확실히 해야 한다. 그리고 만약 간호사나 친구들이 계산할 수 없다면, 그가 방해 받지 않기는 진정 힘들다. 서거나 바로 앉을 수조차 없는 환자들의 많은 수가 걸을 수는 있다는 사실을 기억하라. 서있는 것은, 모든 자세 중에 약한 환자들에게 가장 힘든 자세이다.

환자가 잠자리에 "들도록" 된 이후에 환자의 방에서 하는 모든 것은 그에게 나쁜 밤을 보내게 할 확률을 10배로 늘린다. 하지만 그가 잠이 든 후에 깨우는 경우에는 그는 확실하게 밤을 나쁘게 보내게 된다.

환자를 보살피거나 방문하는 모든 사람들, 병환이나 병환의 상태에 대해서 반드시 의견을 말해야 하는 사람들에게 내가 한 가지 팁을 주도록 하겠다. 환자와 한 시간 동안 격한 대화를 한 후에 다시 돌아와 환자의 상태를 살펴보아라. 이는 그의 진짜 상태를 확인할 수 있는 최선의 테스트이다. 하지만 절대로 환자 앞에서 환자가 어떤지, 어때 보이는지에 대해서 이 대화 중에 논하지 말라. 그리고 가능하다면 그 후에 그날 밤은 어떻게 보냈는지 조심스럽고 정확하게 알아 보아라.

환자에게 있어서 과로의 영향
Effects of over-exertion on sick

사람들은 무언가 노력을 하는 동안에는 거의 절대로 기절하지 않는다. 기절은 보통 노력이 끝난 후에 한다. 진정 거의 모든 과로의 결과는 그 도중이 아니라 그 후에 나타난다. 환자가 흥분한 동안 만을 보고 판단하는 것은 매우 어리석은 일이다. 사람들은 당시에는 "아무런 해가 되지 않았다"고 판단된 일들로 종종 죽기도 한다.[3]

---

3 [Careless observation of the results of careless Visits.] 부주의한 방문에 대한 부주의한 관찰
  나이 만큼 경험이 많은 간호사로서, 나는 경솔한 모든 말들에 진심으로 반대한다.

환자가 누워있는 침대에 절대로 기대거나, 앉거나, 이를 불필요하게 흔들거나, 심지어는 건드리지도 말아야 함을 명심하라. 이것은 틀림없이 고통스러운 골칫거리이다. 누군가 앉아있는 의자를 흔들면 그는 발로 자세를 바로 하려 할 것이다. 하지만 침대나 소파에서는 그는 온전히 당신의 행동에 맡겨지게 되기 때문에 그는 흔들리는 모든 요동을 겪어야 한다.

진짜와 상상으로 아픈 환자의 차이점.
Difference between real and fancy patients.

앞서 말한 것을 모두 포함하여 여기와 다른 곳에서 확실히 할 것은 우리는 지금 건강염려증이 있는 사람에 대해서 논하지 않다는 점을 이해했으면 한다. 진짜와 허구의 질병을 구별하는 일은 간호학 중 중요한 한 줄기를 차지한다. 상상 환자를 다루는 일은 간호사의 임무 중 중요한 줄기를 형성한다. 하지

나는 방문객을 맞은 후 밤새도록 의식이 혼미했던 환자들을 알고 있다. 그리고 그 방문객들은 "조금의 기분전환을 하고 싶어하지 않을까 해서"라고 생각하여 방문한 후에는 "나아 보인다"고 하며, 그리고 다시 돌아와서 말하기를 "내가 방문한 탓에 나빠지지 않았으면 좋겠다"라고 하면서도 그에 대한 답을 기다리지도, 상황을 살피지도 않는다. 어떠한 실제 환자도 그들에게 "그래, 덕분에 아주 나빴다."고 대답하지 않을 것이다.

하지만 이런 경우에 죽음이나 혼미상태가 환자에게 가장 위험한 것이 아니다. 보이지 않는 결과물이 더 따르기 마련이다. 당신은 아무 문제가 없을 것이지만 환자는 그렇지 않다. 그 말은, 환자는 고통을 받을 것이지만 그 환자나 그 고통을 준 사람 누구도 그 결과의 진짜 원인을 제공한 것으로 보지 않을 것이라는 것이다. 이는 아주 관찰력 좋은 간호사가 아니면 직접적으로 원인을 찾을 수 없다. 환자는 종종 자신에게 가장 해가 된 게 무엇이었는지 언급조차 하지 않는다.

만 진짜 환자와 상상 환자를 간호하는 일은 서로 다른, 아니, 어쩌면 정반대의 특성을 요구한다. 그리고 후자의 경우에는 여기에서 다루지 않는다. 정녕 여기에서는 다룰 것은 진짜 질병과 상상 질병을 구별하는 법이다.

건강 염려증 환자들이 간호사가 있을 때는 하지 않을 것을 그들이 뒤돌아 서면 하는 것은 사실이다. 많은 경우 정규 식사 때에는 거의 아무것도 먹지 않는다. 하지만 음식을 서랍 같은 곳에 숨겨 두면 밤에 먹거나 몰래 먹는다. 하지만 이는 다른 동기에 의한 것이다. 그들은 숨기고 싶은 마음에서 그리하는 것이다. 그렇지만 실제 병이 있는 환자는 간호사나 의사에게 (그들이 고개를 내젓지 않는다면) 얼마나 많은 일을 했는지, 얼마나 많이 먹고 걸었는지 등에 대하여 자랑을 할 것이다. 이제 다시 진짜 질병으로 돌아가겠다.

환자와는 간결하게 할 것.
Conciseness necessary with sick.

간결함과 결정은 무엇보다 환자에게 중요하다. 생각을 간결하고 결단력 있게 표현하라. 어떤 의심이나 망설임이 당신 머리 속에 있다면 그것은 아무리 작은 것이라도 (오히려 특히 작은 것이라면) 환자에게 전달되지 않도록 하라. 의심은 당신만이 간직하고 결단만을 환자에게 줄 것이다. 그리스 시인 호머와 같이 입 밖으로 내어 모든 생각을 머리 밖으로 나타나게 하여 어떤 결정에 이르기 까지 있었던 모든 것들을 말하는 사람은 절대로 환자와 있어서는 안 된다.

우유부단이 그들에게 가장 고통스러운 것이다.
Irresolution most painful to them

우유부단함은 모든 환자들이 가장 두려워 하는 것이다. 이를 다른 사람이 하도록 내버려 두기 보다 그들은 직접 정보를 모으고 자기 스스로 결정을 할 것이다. 수술에 관한 것이든, 편지를 다시 쓰는 것이든 다른 사람이 마음을 바꾸는 것은 환자가 스스로 가장 두려운 결정이나 어려운 결정을 하도록 하는 것보다 더 해가 된다. 이에 더 나가자면, 많은 경우 환자의 상상력은 건강한 사람보다 훨씬 더 적극적이고 생생하다. 환자에게 공기 전환을 위하여 1시간 마다 다른 곳으로 이동을 제시하면 그는 그 때 마다 새로운 곳에 전입을 상상하며, 그 구역들을 모두 머리 속에서 훑어, 그는 이미 모든 곳으로 옮겨진 듯이 상상 만으로 이미 지쳐있다.

무엇보다, 환자실은 빠르게 나고 들되, 갑자기, 황급하게 드나들어서는 안 된다. 하지만 또한 환자실에서 나갔다가 다시 들어가야 한다면 환자가 당신을 지루하게 기다리지 않도록 하라. 말에서와 같이 행동에서의 간결함과 결단력이 환자실에서는 서두르거나 부산함이 없는 것 만큼 중요하다. 모든 것을 하려고 하면 늦장을 부리거나 서두르는 것이 되어 모두 실패할 것이다.

환자가 맡아서는 안 되는 것들.
What a patient must not have to see to.

만약에 환자가 자기자신 뿐만 아니라 간호사의 시간 엄수나 끈기, 준비성, 침착함 중에 어느 것 하나나 이 모두를 살펴야 한다면, 그는 얼마나 그의 간호가 소중하고 유용한지 여부와 상관없이, 그리고 그 간호가 없으면 환자가 스스로 보살피기가 얼마나 불가능한지 여부와 상관없이 간호사가 없는 편이 훨씬 낫다.

소리 내어 읽는 것.
Reading aloud.

환자실에서 소리 내어 읽는 것에 관하여 내 경험에 비추어 보자면, 환자가 너무 아파서 스스로 읽을 수 없을 때는 그들은 대부분 누가 자기에게 읽어주는 것도 견디기 힘들다. 아이, 눈병 환자, 그리고 글을 읽을 수 없는 사람의 경우는 예외이며, 또는 어떠한 물리적인 문제가 있어서 읽을 수 없을 때 역시 그러하다. 책 읽어주기를 좋아하는 사람은 많은 문제가 없다. 하지만 열병이 났거나 뇌에 과민함이 있는 경우에는 책 읽어주는 것을 듣는 때에 종종 혼수상태에 빠진다. 나는 이 의견에 크게 자신이 없다. 왜냐하면 환자에게 책을 읽어주는 것은 보편적으로 환자를 크게 도와주는 것이라는 인식이 있기 때문이다. 하지만 두 가지는 확실하다.

천천히, 또박또박, 그리고 안정적으로 읽어 줘라.
Read aloud slowly, distinctly, and steadily to the sick

환자에게 무언가를 읽어 준다고 한다면 천천히 읽어라. 사람들은 노고를 빠르게 끝내기 위해서는 최소한의 시간을 들이는 것이 최선이라고 생각한다. 그들은 빠르게 말한다. 그들은 급히 뛰어들어 달려가듯이 읽는다. 이보다 더 큰 실수는 없었다. 마술사 후디니는 이야기가 짧은 것 같이 들리게 하려면 천천히 들려주라고 하였다. 이는 환자에게 읽어주는 것도 마찬가지이다. 나는 환자가 그런 잘못 읽어주는 사람에게 "읽지 말고 말로 설명해주라."고 하는 경우를 종종 들었다.[4] 그는 무의식 중에 이렇게 하는 것이 뛰어 들어가는 것과 불규칙한 속도로 읽는 것, 중요하지 않은 부분은 뛰어 넘는 대신 어물어물 읽는 것, 그리고 우물거리며 읽는 것을 조절할 수 있다는 사실을 알고 있다. 만약 읽어주는 사람이 주의를 놓쳐 스

---

4 [The sick would rather be told a thing than have it read to them.] 환자는 말로 설명 해주는 것을 읽어주는 것보다 선호한다.
아픈 아이들이 말하는 것을 너무 부끄러워 하지 않는다면, 그들은 항상 이렇게 말할 것이다. 그들은 틀림없이 이야기를 읽어주기보다 말로 해주기를 더 좋아한다.

스로 읽으려고 멈추거나 틀린 부분을 읽고 있었다. 사실을 깨달으면 이로써 불쌍한 환자가 고통 받지 않을 가능성은 사라진다. 아주 적은 사람만이 환자에게 읽어주는 법을 안다. 아주 적은 사람이 평소에 말하는 것 만큼 듣기 좋게 읽는다. 읽으며 그들은 노래를 부르고, 멈추고, 더듬거리고, 허둥대고, 웅얼거린다. 하지만 말하는 때는 전혀 이렇게 하지 않는다. 환자에게 읽어줄 때는 반드시 살짝 느리고, 뚜렷하게, 정확하게, 하지만 입 모양을 많이 내지 않고 오히려 좀 단조롭게, 하지만 높낮이는 없이 살짝 큰 소리로, 하지만 시끄럽지 않게 그리고 무엇보다, 너무 길지 않아야 한다. 환자가 버틸 수 있는 정도를 확실히 하라.

절대로 환자에게 갑자기 읽어주기 시작하지 말라.
Never read aloud by fits and starts to the sick.

환자실에서 혼자 책을 읽다가 환자가 재미있어 할 만한 부분, 혹은 더 흔히는 읽어주는 사람이 재미있어하는 부분을 읽어주는 특이한 습관은 말할 수 없이 배려심 없는 행위이다. 당신이 읽어주지 않는 동안 환자는 무슨 생각을 하고 있을 거라고 생각하는가? 당신이 읽어주고 싶어서 읽은 그 특정한 시점에 환자가 그걸 즐기고 그 후에 당신 혼자 읽다가 다시 읽어주기 시작할 때에 맞춰서 그가 다시 관심을 가질 것이라고 생각하는가? 듣는 사람이 아프든 건강하든, 아무것도 하고 있

지 않든 뭔가를 하고 있든, 그 자기도취와 타인이 자기를 지켜
봐 주기를 바라는 점은 모두 이해하기 어렵다. 그럼에도 불구
하고 듣는 사람은 많은 경우 너무 상냥해서 그게 얼마나 자신
에게 해가 되는지 말하지 못한다.

윗집의 사람들.
People overhead

한 가지 더 요즘 집들이 얼마나 대충 지어졌는지 계단과 방바
닥을 밟는 모든 소리가 온 건물에 들린다. 더 높을 수록 진동
은 더 심하다. 윗집에 누군가 라도 살면 환자가 얼마나 고통
을 받는지 상상조차 할 수 없다. 다행히도 대부분의 병원이
그렇듯이 단단하게 지어진 오래된 건물에서는 소음과 진동
이 상대적으로 사소하다. 하지만 가볍게 지어진 집에서는 특
정한 질병에 특유한 과민성에 있어서 매우 심각한 고통의 이
유가 된다. 윗집이 비어있도록 확실하게 할 수 없으면 계단
의 추가적 노고를 감안하더라도 가장 꼭대기 층에 환자를 두
는 것이 가장 낫다. 그렇지 아니하면 얼마나 아편을 쓰더라도
가라앉힐 수 없는 마음의 동요를 부를 것이다. 환자가 "위에
서 들리는 모든 발소리가 심장에 무리가 간다"고 말할 때, 이
를 무시하지 마라. 환자가 볼 수 없는 모든 소음은 깜짝 놀라
게 하는 특성을 가진다. 그리고 나는 이런 과민성 신경을 가
진 환자들이 윗집이나 얇은 벽으로 나뉘어져 있는 것보다 그

사람들과 같은 방에 있는 편이 확실하게 덜 해가 갈 것이라고
믿는다. 이러한 고요를 얻기 위해 해야 하는 희생은 모두 그
만한 가치가 있다. 왜냐하면 얼마나 좋은 공기로 환기를 하
든, 얼마나 조심스럽게 간호를 하든, 고요가 없으면 아무런
도움이 되지 않기 때문이다.

음악
Music

환자에 대한 음악의 영향은 많이 알려진 바가 없다. 사실, 음
악이 요즘 얼마나 비싼지 생각해보면 이를 적용하는 것은 물
어볼 필요가 없다. 한 가지 언급을 하자면, 사람의 목소리를
포함한 관악기와 지속적인 소리를 낼 수 있는 현악기는 전반
적으로 도움이 된다. 하지만 소리의 지속성이 없는 피아노는
반대의 효과를 가져온다. 가장 좋은 피아노로 연주하는 것 조
차 환자에게 피해가 가지만 평범한 수동 오르간으로 연주하
는 "Home, sweet home" 이나 "Assisa a piē d'un salice"는
실질적으로 그들을 안정시킬 것이다. 그리고 이는 연상관계
와는 상관없다.

V. 다양함 VARIETY

다양함은 회복의 수단이다.
Variety a means of recovery

오랜 간호사나 환자에게 있어서 환자가 한 두 개의 방의 같은 벽, 같은 천장, 같은 배경을 긴 기간 동안 갇혀 지내면서 바라봐야 함의 고통은 상상조차 할 수 없다.

발작적 고통이 있는 사람의 쾌활함이 신경쇠약 환자에 비해 우세하다는 언급이 종종 있어왔고, 이는 휴식의 간격을 즐길 수 있었기 때문으로 여겨져 왔다. 내가 생각하기에 환자 중에 쾌활한 경우 대부분은 병명에 관계없이, 한 공간에 갇혀 있지 않았고 우울한 경우에는 대부분 주변의 단조로움에 의한 것으로 보였다.

신경 구조는 소화기관과 마찬가지로 21년 간 "삶은 쇠고기"

만 먹은 군인처럼 단조로운 식단에 의해 고통 받는다.

회복의 수단으로서 색깔과 형태.
Colour and form means of recovery.

환자에게 있어서 아름다운 물건, 물건들의 다양함, 그리고 특히 색감의 생생함의 영향력은 거의 다뤄지지 않는다.

　이런 것들의 욕구는 흔히 환자의 "지나가는 욕구"라고 치부된다. 그리고 환자들은 틀림없이 이러한 두 가지의 상반되는 것을 원하는 것과 같은 "지나가는 욕구"들이 종종 있다. 하지만 그 보다 더 자주 그들의 (소위) "지나가는 욕구"는 그들의 회복에 가장 중요한 것이 무엇인지 알려주는 소중한 역할을 한다. 그리고 간호사는 이런 (소위) "지나가는 욕구"를 자세히 살펴보는 것이 좋다.

　나는 열병 환자들이 (내 스스로 열병을 겪어본 적이 있어서 아는데) 밖을 볼 수 없는 것, 풍경이 있다면 나무의 옹이구멍이나 보이는 것이 다인 (오두막 이었다) 경우에 이 때문에 가장 심한 고통을 겪는 것을 보았다. 나는 화려한 색의 꽃을 보고 황홀경에 빠진 열병환자들을 잊을 수 없다. 나는 (내 경우에) 들꽃다발이 내 앞으로 온 적이 있는데, 그 직후로 회복이 빠르게 진행되었다.

이것은 상상이 아니다.
This is no fancy

사람들은 이것들이 단지 정신에만 영향을 미친다고 한다. 이는 그렇지 않다. 이 영향은 몸에도 미친다. 아직 우리가 형태나 색, 빛이 미치는 영향에 대해서 아는 바가 많이 없지만, 이것들이 몸에 실질적인 영향을 미친다는 사실은 알고 있다.

환자에게 다양한 형태와 화려한 색깔의 물체를 주는 것은 실제로 회복의 수단이 된다.

하지만 이러한 다양함은 천천히 진행되어야 한다. 예를 들자면 환자에게 열에서 열두 점의 판화를 연속적으로 보여준다면 십중팔구 그 환자는 체온이 떨어지고 의식을 잃거나 아프게 된다. 하지만 하나를 그의 맞은편에 걸어주고 매일, 매주, 혹은 매달 한번씩 교체를 해주면 그는 이러한 다양함에 살아날 것이다.

꽃
Flowers.

환자실에서 너무 자주 나타나는 판단력 부족과 어리석음이 이것만큼 잘 대변되는 경우도 없을 것이다. 간호사들은 환자들이 썩어 들어가는 공기에 절어있도록 둔다. 이 공기의 대부분은 탄산가스[1] 이다. 그럼에도 환자가 공기의 탁함에 꽃을 꽂은 꽃병이나 화분을 간청하여도 이른 거절할 것이다. 자, 누구도 방이나 병실에 식물 때문에 "과도하게 밀집"된 것을 본 적이 없다. 그리고 그것들이 밤에 내뿜는 탄산가스는 파리 한 마리도 죽이지 못할 정도로 약하다.

그러나 과포화 상태인 방에서는 탄산가스를 흡수하고 산소를 내뿜는다. 꺾인 꽃도 물을 분해하여 산소를 만든다. 백합과 같이 신경계를 억누르는 향을 내는 꽃도 있기는 하다. 이런 것들은 냄새를 맡으면 금방 알 수 있어 피할 수 있다.

몸이 정신에 미치는 영향.
Effect of body on mind.

정신이 몸에 미치는 영향에 대해서는 아주 많은 책들이 다루고 있다. 이는 대부분 사실이다. 하지만 나는 몸이 정신에 미치는 영향에 대해서도 좀더 고려했으면 하는 바람이 있다. 불안에 휩싸여 어쩔 줄 모르겠다고 생각하는 사람들, 하지만 리젠트 거리나 시골길을 걸어 다닐 수 있고, 다른 방에서 다른 사람들과 식사를 할 수 있는 등등의 활동을 할 수 있는 사람들이라면 그렇게 함으로써 얼마나 불안이 감소되는지 모를 것이다. 반면, 아무런 변화가 없는 사람에게는 불안이 얼마나

---

1 현대적 표현으로는 이산화탄소에 해당한다.

증폭되는지 모를 것이다.[2] 얼마나 환자실의 벽에 걱정거리가 걸려있는 것처럼 보이는지, 얼마나 고민의 유령이 침대를 떠나지 않는지, 얼마나 다양함 없이는 연속해서 나타나는 생각들에게서 도망칠 수 없는지 모를 것이다.

환자는 다양함에서 주어지는 외부의 도움이 없이는 그의 생각의 변화만큼만 부러진 다리를 움직일 수 있다. 이는 환자의 주된 고통이다. 팔다리가 부러진 때에 주된 고통이 같은 자세로만 있어야 하는 것처럼 말이다.

환자가 다양한 생각을 할 수 있도록 도울 것.
Help the sick to vary their thoughts.

자기 스스로 간호사라 부르는, 교육받은 사람들이 다음과 같이 행동하는 것을 보면 놀라울 따름이다. 그들은 자기들의 물

---

2 [Sick suffer to excess from mental as well as bodily pain] 환자들은 신체적 고통뿐만 아니라 정신적 고통으로 과하게 고통 받는다.
환자에게 고통스러운 생각이 얼마나 즐거운 생각보다 더 우위를 차지하는지는 환자 자신에게 있어서도 고통스러운 고민이다. 그들은 스스로 자기합리화 하여 스스로 고마워할 줄 모른다고 생각하고 아무 소용없는 것이라고 생각한다. 현실은, 고통스러운 생각은 책이나 대화에 의한 진솔한 웃음으로 떨쳐버리는 것이 합리화 하는 것보다 낫다. 혹은 만약 환자가 웃기에 너무 약하면 자연으로부터 감명을 받는 것이 그가 원하는 것이다. 나는 환자가 아무것도 없는 벽만 바라보게 하는 것의 잔인함에 대하여 언급한 바 있다. 많은 질병의 경우, 특히 열병에 의한 요양을 하는 경우 이런 벽은 온갖 모습을 만들어낸다. 꽃은 그렇게 하지 않는다. 형태와 색깔은 환자를 어떠한 말씨름보다 그의 고통스러운 생각에서 그를 더 잘 벗어나게 한다.

건은 다양하게 하며 그 적용 역시 매일 여러 번 달리한다. 그런데 간호를 하면서는, 몸 져 누운 환자에게는 아무런 다양한 생각할 거리를 주지도 않고 텅 빈 벽만을 바라보게 둔다. 그들에게는 침대를 움직여 환자가 창 밖을 볼 수 있게라도 해줄 생각이 들지 않는다. 아니, 침대는 항상 방에서 가장 어둡고, 심심하고, 멀리 떨어져 있는 곳에 내버려둬야 하는 것이다.[3]

  내 생각에 건강한 사람들이 흔히 하는 오류는 "조금만 자기 스스로 조절을 하면" 환자가, 자기 선택으로써 "병을 심각하게 하는" "고통스러운 생각들을 떨칠 수 있다"는 둥의 것들이다. 내 말을 믿어야 한다. 모든 아픈 사람 중 상당히 잘 지내는 거의 대부분은 당신이 직접 아프기 전까지는 알 수도 없을 정도로 모든 순간 자기조절을 하고 있다. 방을 지나갈 때 거

---

3 [Desperate desire in the sick to "see out of window".] 환자가 간절하게 "창문 밖을 보고 싶어"하는 것.
  이 점에 관한 케이스를 기억한다. 한 남자가 사고로 척추에 부상을 입어서 오랫동안 갇혀 지내다 결국 사망하였다. 그는 노동자였다. 그의 성정에는 한 톨의 "자연에 대한 열정"이랄 게 없었다. 하지만 그는 한 번이라도 "창 밖을 보고 싶어"하였다. 그의 간호사는 그를 자기 등에 업어 잠깐이라도 "밖을 볼 수 있도록" 그를 창문에 기대주었다. 그 불쌍한 간호사에게 있어서 그 행동의 결과는 생명이 위험할 정도로 심각한 병이었다. 그 남자는 그 사실을 알지 못하였다. 하지만 다른 많은 사람들은 알았다. 그러나 내가 아는 한 그들 중 누구도 여기에서 허기진 위가 음식을 갈구하는 것만큼 허기진 눈은 다양함을 필사적으로 갈구하고 이로부터 굶주린 자는 만족을 위하여 훔치기도 할 것이라는 확신을 도출해내지 못했다.
  "필사적임" 외에는 이를 달리 표현할 방법이 없다. 그리고 환자의 운영위원과 간병인이 침상에 어떤 형태로든 "경치"를 제공하지 않는 것은 마치 병원에 주방을 두지 않는 것과 같이 무지와 어리석음의 징표이다.

의 모든 걸음걸음이 아프다. 그의 뇌를 거치는 거의 모든 생각은 고통스럽다. 그리고 그가 사납게 말하지 않을 수 있고 흉하지 않게 보인다면, 그는 자기조절을 하고 있다.

당신이 밤을 샜다고 예를 들어 보자. 그리고 차 한 잔을 마시도록 허락되기 보다 "자기조절"을 하라는 말을 들으면 어떻게 대답하겠는가? 자, 환자의 신경은 항상 당신이 밤을 샌 후의 상태와 같은 상태에 있다.

환자에게 육체노동보다는 약한 할 거리를 제공할 것.
Supply to the sick the defect of manual labour.

여기서 환자에게 필요한 식단은 제공되는 것으로 상정한다. 그렇다면 이러한 신경 상태는 그들에게 쾌적한 경치나 신중하게 고른 다양한 꽃들[4], 그리고 예쁜 것들을 제공함으로써 흔히 완화된다. 햇빛 만으로도 종종 완화된다. 환자들이 계속해서 밝히는 "일상으로 되돌아 가는 것"에 대한 갈구는 대체적으로 햇빛에 대한 욕구, 고통 받은 정신에게 줄 수 있는 눈 앞의 다양한 물체들에서 오는 완화에 대한 기억에 불과하다.

다시 말하자면, 아주 일부의, 옷 입는 것 조차 스스로 하지

4　[Physical effect of colour.] 색깔이 주는 신체적 영향.
　환자를 지켜본 사람이라면 어떤 사람은 빨간 꽃을 바라 봄으로써 자극을 받고, 짙은 파란색 꽃을 보면 피로를 느끼는 등 영향이 있다는 사실을 의심할 수 없을 것이다.

않아 실질적으로 신경적인 부분에서는 환자와 다름없는 귀족 부인들을 제외하고는, 모든 남자와 모든 여자는 어느 정도 육체노동을 한다. 당신은 많은 환자들이 겪는, 육체노동을 못함으로써 증가되는 특수한 과민함의 완화를 당신이 육체노동을 함으로써 얼마나 받는지 모를 수도 있다.

조금의 바느질, 글을 쓰는 일, 청소를 조금 하는 일 등은 환자가 할 수만 있다면 환자에게는 그들이 가질 수 있는 가장 큰 완화 방법이다. 당신도 이로써 당신도 모르게 완화를 받고 있다. 종종 환자가 할 수 있는 유일한 것인 독서는 이러한 완화 방법이 아니다. 이를 염두에 두고, 환자가 할 수 없는 다양한 활동을 당신은 할 수 있다는 사실을 염두에 두고, 또한 그들이 즐길 수 있는 다양한 활동을 제공하도록 염두에 두어라.

바느질이나 글을 쓰는 것, 혹은 다른 지속적인 활동도 지나치면 환자에게 육체노동이 부족하면 오는 과민성을 야기할 수 있음(여러 이유 중 한가지로서)을 나도 잘 알고 있다고 굳이 말할 필요는 없을 것이다.

VI. 섭식 TAKING FOOD.

배식 시간에 대한 관심의 부족.
Want of attention to hours of taking food

환자의 모든 주의 깊은 보호자라면 환자가 음식을 취할 수 있는 방법에 대한 관심의 부족으로 연마다 수 천의 환자들이 풍족한 가운데 굶고 있다는 사실에 대하여 동의할 것이다. 환자들에게 환자 스스로 하기에는 상당히 불가능한 일을 하도록 권고하지만 그들 자신은 환자에게 충분히 할 수 있는 일에는 노력을 기울이지 않을 자들이 있는 만큼 이런 관심의 부족은 주목할 만한 일이다.

예를 들자면, 아주 약한 환자의 대부분은 오전 11시 이전까지 고체로 된 음식을 섭취하기가 매우 어렵고, 그 이후에도 그 시간까지 아무 것도 먹지 못하여 이를 먹을 힘이 없다. 이는 약한 환자들은 전반적으로 밤에 열로 고생을 하여 아침에 입안이 말라있기 때문이다. 그리고 그런 마른 입으로 뭔가를 먹을 수 있다면 이는 그들에게 더욱 해가 될 것이다. 쇠고기 차[1] 한 숟갈이나, 갈분과 와인, 혹은 달걀술 한 숟갈을 매 시간마다 줘야 필요한 영양분을 섭취할 수 있고, 나중에 회복에 필수적인 고체 음식을 먹을 때까지 지치지 않고 버틸 수 있다. 그리고 모든 삼킬 수 있는 환자는 그들이 선택만 한다면 이러한 액체를 삼킬 수 있다. 하지만 우리는 환자들이 아침식사로 주문된 양고기나, 계란, 베이컨 조각을 그 시간대에 (조금만 생각해 보면 알 수 있는 것이나)씹어 삼킬 수 없는지에 대해서 얼마나 자주 듣는가.

재차 말하자면, 간호사는 환자에게 3시간 마다 한 컵 정도의 어떤 종류의 음식이든 주도록 되어있다. 만약 환자의 위가 이를 거부하면 매 시간마다 한 테이블 스푼 정도를 시도해 보라.

만약 이도 안 된다면 15분 마다 한 티스푼의 음식을 제공하라.

내가 생각하기를 환자들을 이런 중대하지만 사소한 일에서

---

1 장시간 쇠고기에서 육수를 내어 마시던 음료로 병자의 환자식으로 흔히 사용되었다. (참조: "beef tea", Oxford dictionary)

의 관심과 독창성 부족으로 잃는 경우는 공공 병원보다 개인 간병에서 더 많다고 말할 수밖에 없다. 그리고 내 생각에는 후자에서 의사와 수간호사 사이에 서로 돕기로 맺어진 평화 협정이 개인 집에서의 간병인과 의사 사이보다 더 많다.

음식을 섭취함에 분초가 시급한 때가 많다.
Life often hangs upon minutes in taking food

아주 허약한 환자에게 10분 간의 허기와 과식 (간호사가 시간을 지키지 못한 이유로 섭식과 다른 활동 사이에 너무 짧은 시간밖에 차이가 나지 않는 경우에 이를 과식이라 부르기로 한다)이 어떤 결과를 낳을 지 알았더라면 우리는 이런 일이 절대 벌어지지 않도록 더 주의해야 할 것이다. 아주 허약한 환자들은 종종 삼키는 것에 대한 신경문제가 있는데, 이는 다른 일에 비하여 너무나도 많은 힘을 요구로 하여, 다른 분초를 정확하게 하여야 하는 일이 있지 않은 한 환자에게 항상 정확히 같은 시간에 환자가 섭식할 수 있도록 하여야 하는데, 이를 지키기 않으면 환자는 다음 안정기 까지 아무것도 먹을 수 없다. 그리하여 시간을 정확히 지키지 않거나 10분이라도 늦는 경우에는 이는 서너 시간까지 늦춰질 수 있다. 시간을 정확히 맞추는 것이 그렇게 어려울 것은 아니지 않은가? 어떨 때는 생명이 그 몇 분에 달려있을 수도 있다.

생사여부가 몇 시간 안에 결정되는 급성 케이스의 경우에는, 특히 병원에서는, 이런 문제들이 전반적으로 잘 돌보아진다. 그리고 이런 케이스가 많은 곳에 있는 환자는 의사나 간호사가 철저하게 종류와 배식시간을 관리하고 제공하여, 말하자면, 되살아난다.

만성의 경우에는 영양실조로 사망하는 경우도 종종 있다.
Patients often starved to death in chronic cases.

이에 반해 몇 달이나 몇 년을 끌어 장기적 단식을 통해서야 결국 그 원인이 발견되는 만성 케이스에서 조금의 창의력, 그리고 많은 인내와 힘으로 모든 확률을 이겨내고 치명적인 결과를 피한 예시를 굳이 열거하지는 않겠다. 환자가 언제 음식을 섭취할 수 있는지에 대한 상담과 환자가 기력이 가장 쇠하면 종종 변화하는 배식시간을 정확하게 맞추는 것, 그리고 환자의 쇠한 상태를 예상하고 피하여 방지하는 섭식의 계절별 변화, 이 모든 관철과 창의력, 그리고 끈기 (이들은 모두 좋은 간호사를 구성하는 요소들이다) 는 우리가 알 수 있는 것보다 더 많은 생명을 구할 것이다.

환자 곁에 음식을 남겨두지 말 것.
Food never to be left by the patient's side.

환자가 중간에 더 먹을 것이라고 기대하고 입도 대지 않은 음식을 환자 곁에 내버려 두는 것은 환자가 전혀 섭식을 하지 않게 만드는 지름길이다. 나는 이러한 무지 때문에 말 그대로 한번에 음식 한 점 씩 밖에 먹지 못한 환자들을 알고 있다. 정시에 배식을 하여 먹었든 안 먹었든 상관없이 시간이 되면 치워라. 환자가 모든 것이 메스껍게 느껴지도록 하지 않으려면 절대 환자에게 "언제라도 먹을 것이 있도록" 하지 말라.

그에 반하여, 나는 단 하나의 질문으로 살아난 한 환자 (그는 영양 부족으로 점점 쇠하고 있었다)를 알고 있다. 그의 의사가 "하지만 뭐라도 먹을 만한 기분이 드는 시간대가 있나요?"라고 물었을 때 그는 "오, 네, 몇 시부터 몇 시 사이라면 얼마든지 먹을 수 있습니다."라고 대답했다. 이는 시험을 통해서 성공이 증명된 것이다. 하지만 환자들은 아주 드물게 이런 대답을 할 수 있다. 이것을 알아내는 것은 당신이 해야 할 일인 것이다.

환자는 자기가 먹을 음식 외에는 보지 않는 편이 좋다.
Patient had better not see more food than his own.

환자는 가능하면 다른 사람의 음식이나 그가 한 번에 먹을 수 있는 양 이상의 음식을 보거나 냄새 맡지도 않고, 음식에 관한 이야기를 듣거나 음식이 아직 날 것인 상태일 때에 보지 않는 것이 좋다. 이에 대한 예외가 있을 만한 사유는 내가 아는 한 없다. 이를 어기면 다소간 차이는 있으나 항상 음식을 섭취하는 데 장해가 된다.

물론 병원의 병실에서는 이를 모두 지키기가 어렵다. 그리고 항상 환자가 끊임없이, 그리고 가까이 주시되어야 하는 일인실에서는 간병인을 떼어 놓기가 어려워 그가 병실 밖에서 식사를 할 수 없다. 하지만 이런 경우에도 환자 자신은 인식하지 못하고 있지만 간병인이 그가 관찰하는 가운데 식사를 함으로써 그 스스로의 섭식에 장해가 발생한 다는 사실은 변함이 없다. 어떤 경우에는 환자가 이를 인지하고 있어 불평을 할 때도 있다. 내 기억에는 의식불명 상태였다가 말을 할 수 있게 되자마자 이에 대해 불만을 표했던 환자가 있는 경우도 있었다.

하지만 기억하라. 잘 관리된 병원에서의 극단적인 정시성은 다른 환자가 있다면 피할 수 없는 악인, 환자가 식사를 하는 동안은 병실에서는 아무것도 이루어지지 않아야 한다는 규칙을 깨는 점을 상쇄한다. 나는 종종 환자가 식사를 하려고 할 때나, 하려고 시도할 때 개인 간호사가 먼지를 떨거나 병실에서 꼼지락 거리는 것을 본 적이 있다.

병자가 식사를 할 때는 혼자 있을 수 있는 편이 좋다는 사실은 의심할 여지가 없다. 그리고 누군가 그에게 밥을 먹여줘야 할 때도, 밥을 먹을 때는 특히 음식에 관하여 환자가 말을 걸거나, 환자에게 말을 거는 일이 없어야 한다.

직업 상의 이유로 어쩔 수 없이 아픈 상태에서 일을 계속해야만 한다면 절대로 어떤 예외도 없이 그 누구도 그가 식사를 하는 동안에는 일할 거리를 들고 오거나 말을 걸어서도 안 되고, 그가 식사를 하기 직전까지 흥미로운 주제에 대해서 이야기를 계속해서도 안 되며, 환자가 섭식 시 급한 마음이 들지 않도록 식사 직후에도 바로 환자와 어떤 업무를 해서는 안 된다.

이 모든 규칙을, 특히 첫 번째를 잘 지키는 데에는 환자가 섭식을 할 수 있는지 여부, 혹은 그가 음식에 대하여 긍정적이고 억지로라도 먹어 영양을 보충하려고 하는지 여부에 달려있다.

환자식의 품질에 대해서는 최대한의 주의를 하라.
You cannot be too careful as to quality in sick diet

간호사는 절대로 환자에게 상한 우유나 고기, 수프, 계란이나 조리가 덜 된 채소를 줘서도 안 된다. 하지만 나는 간호사 외에는 누구나 코와 눈으로 알 수 있는 상태인 음식이 환자에게 주어지는 것을 자주 보았다. 여기에서 영리한 간호사는 이렇게 할 것이다. 환자에게 이런 상한 음식들을 주지 않고 환자를 실망시키는 대신 짧은 시간 안에 금방 해낼 수 있는 무언가를 만들어 낼 것이다. 환자식은 언제나 소화기관이 약한 환자 대신 소화활동의 절반은 해줘야 한다는 사실을 기억하라. 하지만 만약 이를 상한 재료로 더욱 손상시킨다면 환자나 환자의 소화기관에 무슨 일이 발생할 지 모를 일이다.

만약 간호사가 식단을 환자에게 들고 내기만 하는 사람이 아니라 지능이 있는 존재라면 그 지능을 이런 곳에서 발휘하도록 하라. 어떤 날은 (아무것도 먹을 수 없을 때여서) 한입도 대지 않은 음식이 남아 있어서, 어떤 날은 우유가 상해서, 셋째 날은 다른 사고로 음식이 상해 며칠 동안이나 아무것도 먹지 못한 환자가 있는지 우리는 얼마나 자주 알고 있는가. 그럼에도 간호사들은 즉흥적인 방편을 생각해내지를 않는다. 예를 들자면 환자가 하루 종일 어떤 고체음식도 먹지 못했다면 저녁에 토스트와 차를 내준다던가 평소보다 한 시간 일찍 음식을 먹는다던가 하는 것이다. 2시에 아무것도 먹을 수 없던 환자도 종종 7시에는 흔쾌히 먹을 수 있을 때가 있다. 하지만 어찌된 일인지 간호사들은 도통 "이런 것들을 생각"해보지 않는다. 혹자는 간호사들이 스스로 어떤 결정을 내리는 입장에 있지 않다고 여기기 때문이라고, 환자에게 맡기는 것이라고 생각할 것이다. 나 역시 간호사가 간호를 하는 법을 모르면 환자가 그를 가르치는 것보다 환자가 방임을 겪는 편이 환자에게 낫다고 확신한다. 이는 환자를 산란하게 만들고 환자가 아프다면 누군가를, 특히 자기 자신에 관해서, 가르칠 상태가 아니라고 할 것이다. 위의 발언은 병원보다는 주로 개인 간병에 더 많이 적용되는 것이라고 보면 될 것이다.

간호사는 환자의 식단에 관하여 일정한 규칙이 있어야 한다.
Nurse must have some rule of thought about her patient's diet

나는 간호사들에게 환자의 식단에 있어서 고려할 때 일정한 규칙을 가지라고 말할 것이다. 환자가 얼마나 먹었는지, 그리고 그날 환자가 얼마나 먹어야 하는지 고려하라. 대체적으로, 개인 간병에서 환자의 식단에 대한 유일한 규칙은 간병인이 주는 것에 달려있다. 간병인이 가지고 있지 않은 음식은 줄 수 없는 것이 사실이다. 하지만 환자의 위는 간병인의 편리나 나아가 간병인의 필요에 맞춰주지 않는다.[2] 만약 이를 오늘 하루 한 시간 동안 자극제를 얻기 위하여 사용하여, 내일

---

2 [Nursing must have some rule of time about the patient's diet.] 간호를 함에 있어서 환자의 식사에는 시간에 대한 규칙이 있어야만 한다.
어째서, 오늘은 간병인이 환자가 먹을 만한 음식이 없어서 어제 2시간을 기다리지 못했던 환자가 4시간을 기다려야 하는가? 이는 흔히 제기되는 논리이다. 그러나 그 반대, 즉 간병인이 음식이 생기자마자 주는 것 역시 동등하게 치명적이다. 신선한 잼이나 과일이 생기면 간병인은 종종 수프도 먹고 저것들도 먹을 수 없는 환자에게 저녁식사 시간 30분 후나 저녁식사 때 이를 주거나, 더 나쁜 경우에는 이를 침대 옆에 두어 환자가 이를 보기만해도 메슥거려 아예 이를 먹을 수도 없게 만든다.

간병인이 이를 가지는 데 실패했기 때문에 이가 더 이상 없다면, 환자는 고통 받을 것이다.

간호사는 결손을 보충하기 위하여, 또 가장 뛰어난 책략가에게도 벌어질 수 있는 사고들, "어쩔 수 없기" 때문에 환자들이 덜 고통 받지는 않는 사고들을 바로잡기 위하여, 항상 독창성을 발휘하여야 한다

환자의 컵 밑바닥은 건조하게 유지할 것
Keep your patient's cup dry underneath

아주 사소한 주의환자의 컵받침에 쏟지 않도록 주의하라. 즉, 환자의 컵 밑바닥 가장자리가 항상 마르고 깨끗하도록 주의하라. 만약 환자가 컵을 들어 입으로 가져갈 때마다 컵받침을 써야 하거나, 그렇지 않으면 침대보나 잠옷, 베개, 만약 그가 일어나 앉아있다면 셔츠에 액체를 흘려 이들을 더럽힐 것인 바, 당신은 당신 자신의 이런 사소한 주의가 환자의 편안함과 식사에 대한 의지를 바꾸는 지 모를 것이다.

VII. 무슨 음식으로? WHAT FOOD?

식단에서 흔히 하는 실수 Common errors in diet

쇠고기 차 Beef tea.

달걀 Eggs

채소 없이 고기만 Meat without vegetables.

갈분 Arrowroot

나는 환자를 돌보는 여성 중 환자식을 존중하는 사람들이 가장 흔히 만드는 한두 가지 실수에 대해서 언급하고자 한다. 하나는 쇠고기 차가 식품 중 가장 영양가가 풍부하다는 믿음이다. 자, 그렇다면 한번 1 파운드의 쇠고기로 쇠고기 차를 끓여서 그 차를 증발시켜 뭐가 남는지 보라. 쇠고기 차에는 1 파인트의 물에 대하여 한 티스푼도 채 되지 않는 고체형 영양소가 있음을 발견할 수 있을 것이다. 하지만 거기에는 무엇인지 모르지만 어느 정도 차와 비슷하게 회복하는 특성이 있다. 그러나 이는 거의 모든 염증성 질병 환자에게 안전하게 줄 수 있고, 건강하든 요양 중이든 상관없이 영양분이 필요한 사람이라면 너무 기대지 않는 것이 좋다. 또한, 사람들은 흔히 달걀 하나에는 고기 1 파운드에 해당한다고 본다. 하지만 이는 그렇지 않다. 사람들은 수많은 환자, 특히 신경성이나 쉽게 구역질이 나는 환자의 경우에는 달걀이 맞지 않는다는 의식이 없다. 결과적으로 계란으로 만든 모든 디저트는 그들의 입맛에 맞지 않는다. 술로 휘저어 올린 계란만이 환자들이 이런 종류의 영양을 섭취할 수 있는 유일한 방법인 경우가 많다. 또한, 환자가 고기를 먹을 수 있는 상태라면 고기만이 회복에 필요한 것이라고 여겨진다. 반면 괴혈병에 의한 상처는 사실 먹을 것이 풍부한 영국의 한 가운데의 환자들 사이에서 나타나는 것으로 알려져 있다. 즉, 간호사가 고기에만 의존한 나머지 야채는 환자에게 상당기간 주지 않고, 야채를 제대로 요리하지 않아 환자가 언제나 이를 남기는 것으로 그 이유를 추적할 수 있다. 갈분 역시 간호사들이 상당히 기대는 것 중에 하나이다. 술을 섭취하는 수단으로서나, 빠르게 준비할 수 있는 회복수단으로서 이는 매우 좋다. 하지만 이것은 녹말과 물에 불과하다. 밀가루가 좀 더 영양가 있고 발효될 가능성이 낮으며 어디든 사용하기에 갈분보다 낫다.

우유, 버터, 크림 등.
Milk, butter, cream, &c.

우유와 유제품들은 환자에게 줄 수 있는 식품 중에 가장 중요하다. 버터는 동물성 지방 중에 가장 가벼운 것으로, 우유에 포함되어 있는 당분이나 다른 성분들이 부족하기는 하지만 이는 그 자체로서나 환자가 빵을 더 먹을 수 있도록 하는 수단으로서나 매우 소중하다. 밀가루, 귀리, 거칠게 빻은 밀가루, 보리 등의 것들이, 앞에서도 말했듯이, 갈분이나 사고야자분, 타피오카 등의 종류보다 더 그 조리에 있어서 선호된다. 만성 질병에 있어서 크림은 다른 식품과 대체할 수 없을 정도로 중요하다. 이는 쇠고기 차와 비슷한 역할을 하는 것으로 보이고, 많은 경우 이를 우유보다 더 쉽게 소화한다. 실제로 거의 맞지 않는 사람이 없다. 치즈는 환자들이 많은 경우 소화를 할 수 없지만 쇠약한 사람을 회복시키는 경우에는 순수한 영양분이 된다. 내가 본 적지 않은 환자의 경우 치즈를 갈구하는 것을 보아서, 이가 얼마나 그들에게 필요한 지 보여 줬다.[1]

---

1 [Intelligent cravings of particular sick for particular articles of diet] 특정한 질병에 있어서 특정한 식품에 대한 영리한 욕구
괴혈성 이질이나 설사와 같이 나쁜 음식에 의해 발생한 질병이 있는 경우, 환자의 위는 환자식으로 발명된 식단에는 절대로 쓰이지 않을 음식들, 특히 그러한 병에 있어서는 더더욱 쓰이지 않을 것들을 원하고 소화시킬 수 있다. 이것들은 과일, 피클, 잼, 진저 브레드, 햄이나 베이컨의 지방, 쇠기름, 치즈, 버터, 그리고 우유이다. 이런 경우를 나는 한두 번도, 열 몇 번도 아니고 수백 번을 보았다. 그리고 환자의 위는 옳고 책에 쓰인 것은 틀렸었다. 이런 경우에 갈구 받는 식품들은 지방과 식물

하지만 만약 신선한 우유가 환자에게 너무 귀한 음식이라면, 조금의 상함이라도, 그것으로 만드는 모든 음식은 가장 해가 된다. 설사는 생 우유가 조금이라도 상하게 되면 발생하는 흔한 결과이다. 그러므로 간병인은 이에 대해서 가장 신중하여야 한다. 가장 가난하더라도 큰 기관에서는 이러한 신중함이 발휘된다. 웬함 호수의 얼음이 이러한 분명한 목적으로 매년 여름 사용되지만, 개인 간병 환자의 경우에는 아마도 더운 날씨에는 한 번도 상하지 않은 우유를 맛본 적이 없을 것이므로 개인 간병인은 이러한 신중의 필요성을 잘 이해하지 못할 것이다. 그러나 만약 환자의 차에 들어가는 한 방울의 우유가 그 차가 주는 유일한 진짜 영양이라는 점을 고려하면, 그리고 얼마나 영국의 환자들이 차에 의존하는지 생각한다면, 환자에게 이 우유 한 방울을 허용하는 것이 얼마나 중요한지 알 수 있을 것이다. 이와 달리 완전히 다른 버터밀크는 특히나 열병에 있어서 종종 매우 유용하다.

디저트류
Sweet things.

각 식품에 포함된 "고체 영양소"의 양을 기준으로 식단에 대한 규칙을 세울 때, 환자의 쇠한 기운을 채우기 위해서 무엇

성 산의 큰 두 부류로 분류될 수 있었을 것이다.

여성과 남성의 섭식에 있어서는 눈에 띄는 차이가 종종 있다. 여성의 경우 전반적으로 소화에 시간이 더 소요된다.

이 필요한지, 환자가 무엇을 먹을 수 있고 없는지에 대한 점은 지속적으로 놓친다. 환자에게 책에 쓰인 대로만 식단을 세우거나, 처방을 내리듯이 신체를 구성할 수 없다. 그렇게 한다면 너무 많은 "석탄성"이나 "질소성" 부분이 완벽한 환자식을 구성할 것이다. 간호사의 관찰이 실질적으로 의사를 도울 것이고, 환자의 "지나가는 욕구"가 실질적으로 간호사를 도울 것이다. 예를 들자면, 당분은 모든 식품 중에 가장 영양가가 높은 것으로, 순수한 탄소이며 어떤 책에서는 특별히 추천되기도 한다. 하지만 영국의 대다수의 환자들은, 남녀노소와 빈부, 공공 병원과 개인 간호를 불구하고 단 것을 싫어한다. 그리고 건강할 때 단 것을 싫어하는 사람이 아프다고 하여 단 것을 원하게 되는 경우는 전혀 본 적이 없어도, 건강할 때 단 것을 좋아하던 사람이 아프게 되면 차에 넣는 설탕 조차 싫어할 정도로 단 것을 피하는 경우를 많이 보았다. 단 디저트, 단 음료를 특히 혐오한다. 혓바늘이 돋은 경우에는 거의 항상 강하고 톡 쏘는 맛을 좋아한다. 괴혈병 환자의 경우에는 예외이며 그들은 종종 설탕 졸임과 잼을 원한다.

젤리.
Jelly.

젤리는 간호사와 간병인들이 흔히 선호하는 또 다른 식품이다. 이는 고체형태로 섭취할 수는 있지만 영양가가 없어, 마치 양이 영양가를 대신하는 것처럼 8분의 1 온스의 젤라틴을 물에 풀어 적당히 양으로 불려 환자에게 주는 것은 높은 경지의 판단력 부족이다. 젤리는 영양가가 없을 뿐만 아니라, 설사를 불러일으키는 경향이 있어 이로써 질병에 걸린 체질을 고칠 것이라고 믿는 것은 단지 환자에게 배식을 한다는 이름으로 굶기는 것이나 다름없다. 만약 100 스푼의 젤리가 하루 종일 급여되었다면 이것은 1 스푼의 젤라틴을 준 것이고, 이 한 스푼으로는 어떠한 영양가도 공급되지 않았다.

하지만, 젤라틴에는 높은 양의 질소가 포함되어 있는데 이는 영양소의 중에 가장 강력한 성분 중에 하나이다. 반면, 쇠고기 차는 매우 적은 양의 고형 질소 성분을 포함하나 아픈 때의 영양가의 상징으로 선택되어 공존한다.

쇠고기 차.
Beef tea.

크리스티슨 박사가 말하기를 특정 계급의 "환자들이 많은 경우에 다른 어떤 음식도 거부하면서 말간 육즙이나 쇠고기 차는 반복해서 섭취할" "준비가 기꺼이 되어있음에 대해 누구든지 인상을 받을 것이다,"라고 하며, 이의 특히 놀라운 점은 "장티푸스의 환자의 경우에" "1 파인트의 쇠고기 차는 4분의 1 온스 정도의 다른 성분 외에는 물일 뿐인데도" 그들은 몇 주나 몇 달간 "쇠고기 차나 말간 육즙 외에는 거의 아무것도 먹지 않았다"라고 하였다. 이러한 결과는 매우 놀라운 것이기 때문에 박사는 이의 작용 양식이 무엇인지 질문한다. 박사는 "단순한 영양소의 문제가 아니다. 어떠한 경우에도, 가장 영양가 있는 음식을 4분의 1 온스만큼 먹어도 매일 발생하는 조직의 소모를 대신할 수는 없다. 이는 아마도 새로운 치료법의 영역에 해당하는 것일 수 있다." 라고 하였다.

적은 양의 쇠고기 차가 다른 영양 식품에 추가된 경우, 영양가가 원래에 비하여 비약적으로 증가하여 추가적인 고체식품에 해당하는 정도로 관찰되었다.

왜 환자에게 젤리는 영양가가 떨어지고 쇠고기 차는 영양가가 높은지는 아직 발견되지 않은 비밀이지만, 환자를 주의깊게 관찰하는 것이야 말로 최고 식단의 유일한 단서임에는 틀림이 없다.

화학이 아닌 관찰로 환자식단을 결정하여야 한다.
Observation, not chemistry, must decide sick diet

화학은 아직까지는 환자식에 대한 이해가 아직 부족하다. 화학으로 알 수 있는 것은 각 식품에 얼마나 탄소나 질소와 같은 성분들이 발견될 수 있는지가 전부이다. 화학은 이러한 원칙에 따라 구성하는 성분의 풍부함에 의한 순서로 나열된 식품 성분의 리스트를 주었다. 하지만 그것이 다 이다. 많은 경우 환자의 위는 단지 식사에 탄소나 질소가 얼마나 포함되어 있는지 보다 더 많은 원칙에 의하여 인도된다. 의심할 여지 없이, 다른 곳에서 처럼 여기에서도, 자연은 그의 인도에 있어서 확실한 규칙이 있으나 이 규칙은 침대 옆에서 무척 주의 깊게 관찰하지 않으면 알아낼 수 없는 것이다. 자연은 우리에게 생명의 화학, 즉, 회복의 화학은 연구실에서의 화학과 다른 것임을 가르친다. 다른 모든 지식이 그러하듯이, 우리가 자연과 마주하게 될 때 유기 화학은 유용하다. 하지만 이가 병의 회복 단계에 대한 어떤 것이든 연구실에서 배워야 한다는 것을 의미하지는 않는다.

다시 말하지만, 우유와 유제품의 영양가는 매우 저평가되고 있다. 1 파인트의 우유에는 거의 4분의 1 파운드 분량의 고기 만큼의 영양가가 있다. 하지만 이가 모든, 혹은 일부의 문제도 아니다. 주된 문제는 환자의 위에 무엇이 맞는지, 아니면 환자의 위가 이에서 영양가를 추출해 낼 수 있는지 인데, 이는 온전히 환자의 위에 의해 결정된다. 화학은 이를 알수 없다. 환자의 위가 그 자신의 화학자가 되어야 한다. 건강한 사람을 건강하게 유지할 수 있는 식단이 병자를 죽이기도한다. 고기 중에 가장 영양가가 높아 건강한 사람에게는 영양을 공급할 수 있는 쇠고기의 경우에, 위가 반쯤 죽어 이를 얼마 소화시킬 수 없는 환자에게는 이것이 식사가 될 수 없다. 건강한 사람이 쇠고기 차만 마신다면, 이와 반대로, 그는 빠르게 힘을 잃을 것이다.

수제 빵
Home-made bread.

나는 제빵사가 만든 빵을 먹을 수 없어 몇 달간 빵에는 손도 대지 않은 환자들을 알고 있다. 이들은, 전부는 아니었지만, 대부분 시골에 사는 환자들이었다. 집에서 직접 구운 빵이나 갈색 빵은 많은 환자에게 가장 중요한 식품이다. 이로써 완화제의 사용을 완전히 대체할 수도 있다. 귀리 케이크 역시 그러하다.

여태 온전한 관찰은 환자식에 관련되어 다루어지지 않았다.
Sound observation has scarcely yet been brought to bear on sick diet.

그렇다면 "음식에 대한 분석"을 읽기 보다, 환자의 위가 주는 의견을 관찰하는 것은 환자가 무엇을 먹는지 결정하는 사람이라면 누구나 해야 하는 일이다. 이는 아마도 환자가 들이마시는 공기 다음으로 가장 중요한 일일 것이다.

하루에 한 번, 심지어는 일주일에 한두 번 보는 의사는 환자 자신이나 그를 항상 지켜보는 사람의 도움 없이는 이러한 것을 알 수 없다. 의사가 왕진 때 할 수 있는 최대한은 저번 왕진에 비해서 이번에 환자가 더 약해졌는지 나아졌는지 구분하는 것이다. 그러므로 환자가 마시는 공기를 관리하는 것 다음으로 간병인의 가장 중요한 일은 환자가 먹는 음식이 어떤 영향을 미치는 지 상세히 관찰하고 이를 의료진에게 알리는 것이다.

온전하고 밀접한 관찰이 이처럼 도외시된 간호의 분야에서 얼마나 좋은 결과를 가져올 지, 혹은 의료진에게 얼마나 큰 도움이 될지는 계산할 수 없을 정도이다.

홍차와 커피
Tea and Coffee

현명한 사람들이 차[2]에 대해서 많이 논하였고, 어리석은 사람

---

2 하는 일의 특성 때문이든, 그 일을 할만한 상태가 아니어서이든, 무언가 때문에 지나친 탈진이 올 사람에게 종종 빵 한 조각을 먹으라고 권유한다. 나는 그러한 권유를 하는 사람들이 직접 차나 커피, 혹은 쇠고기 차를 빵으로 대신하는 실험을 해보았으면 한다. 그들은 안정이 되지 않음을 알 수 있을 것이다. 군인들이 굶거나 피로를 유발하는 임무에 임했을 때, 간호사들이 환자를 위해서 굶어야 할 때, 그들이 그러한 임무를 시작하기 전에 원하는 것은 따뜻한 원기회복제이고, 이를 취해야 할 것이지, 차가운 빵 조각을 먹을 것이 아니다. 그리고 이를 무시한 경우 그 결과는 지독한 것이다. 빵과 함께 뜨거운 차를 마실 수 있다면 훨씬 낫지만, 이를 대신할 수는 없다. 빵에 대부분의 다른 무엇보다 영양가가 많다는 사실이 이러한 실수를 발생시킨 것 같다. 이는 치명적인 실수임에는 틀림이 없다. 이 주제에 대하여 많은 것이 알려져 있지는 않지만, 몸에 직접 "흡수되고", 신체에 가장 적은 소화장

들이 환자에게 너무 많은 홍차를 주고 있다. 영국인의 "홍차"에 대한 자연스럽고 보편적인 갈구를 본다면, 자연은 자기 스스로 무엇을 하고 있는지 알고 있다고 생각할 수밖에 없을 것이다. 하지만 작은 양의 홍차나 커피는 이를 많이 주는 정도와 비슷하게 환자를 회복시키고, 너무 많은 양의 홍차, 특히 커피는 이미 상당히 저하된 소화 능력을 더욱 저하시킨다. 그럼에도 불구하고 간병인은 한두 잔의 홍차나 커피가 자기 환자를 회복시키는 것을 보고 세네 잔을 주면 환자들이 그보다 두 배는 나아질 것이라고 생각한다. 이는 전혀 사실이 아니다. 하지만 아직까지 영국인 환자의 홍차를 대신할 것이 발견되지 않았다. 환자는 다른 것은 섭취할 수 없을 때 홍차는 마실 수 있고, 홍차를 마시지 않으면 아무 것도 먹거나 마실 수 없는 경우도 종종 있다. 만약 홍차 중독자가 밤을 설친 영국인 환자에게 홍차 대신 무엇을 줘야 할지 집어내 준다면 나는 매우 반가워 해야 할 것이다. 아침 5~6시에 홍차를 주면 환자는 이를 마신 후 잠이 들 수도 있고, 24시간 중 겨우 잠들 수 있는 두세 시간의 잠도 잘 수 있을 것이다. 환자에게 5시 이후에는 절대로 홍차나 커피를 주어서는 안 되는 때도 있

애를 일으키는 것이 위의 상황에서는 최고인 것으로 보인다. 빵은 신체의 일부가 되기 전에 두세 단계를 거쳐야 흡수된다.

한 번도 쉬지 않은 긴 여행이나 며칠 간 연속으로 밤을 샌 것 등과 같은 지나친 탈진 사례를 겪은 영국인 남녀의 거의 보편적인 증언에 따르면, 때때로 차를 마시는 것 외에는 아무것도 먹거나 마시지 않는 것이 제일이었다고 한다.

다른 것보다 이 부분에 대해서는 이론이 아닌 경험이 결정하도록 하자.

다. 이른 밤에 잠을 설치는 이유는 대체적으로 흥분 때문이고 이는 홍차나 커피에 의해 증가한다. 새벽까지 잠이 오지 않는 때에는 탈진 때문에 그런 것이고 이런 때에는 차를 마시면 나아진다. 영국인 환자 중 홍차를 거부한 케이스는 발진 티푸스의 경우였고, 이 경우 그가 호전의 기미를 보인 것은 홍차를 다시 원하기 시작한 때였다. 전반적으로 건조하고 더러운 혀는 커피보다 홍차를 더 선호하고 홍차에 넣어 마실 것이 아니면 우유를 거부한다. 커피는 홍차보다 더 회복력이 좋지만, 소화에는 더 나쁘다. 이런 때는 환자의 입맛에 맞추면 된다. 심한 갈증이 있는 경우에 환자의 욕구는 많은 양의 차를 마신다고 결정할 것이고 이 때 내가 할 수 있는 것은 아무 것도 없다고 당신은 말할 것이다. 하지만 이런 경우에는 단지 갈증을 해소하는 것 외에 다른 목적이 없도록 환자는 희석액을 필요로 함을 명백하게 하라. 그는 차 뿐만이 아니라 많은 양의 마실 것을 원하고, 그러면 의사는 그에게 경우에 따라 보리차나 레모네이드, 소다수와 우유와 같은 것들을 마시도록 할 것이다.

크리스티슨 박사가 레만을 인용하며 말하기를 건강하고 활동적인 사람들이 "매일 1온스의 커피를 우려낸 것을 마시면" 몸에서 나오는 "분비물의 4분의 1을 제거한다"고 한다. 그리고 박사가 더하기를 홍차 역시 이와 같은 특성이 있다고 한다. 이것은 실제 실험이다. 레만은 한 사람의 몸무게를 재어 이러한 사실을 찾아냈다. 이는 음식을 "분석"하여 추론해낸 것이 아니다. 환자에 대한 모든 실험이 같은 사실을 보여준다.[3]

코코아
Cocoa

코코아는 홍차나 커피와 함께 환자에게 종종 권유된다. 하지만 영국인이 대개 코코아를 싫어하는 사실과는 별개로, 이는 차나 커피와는 매우 다른 효과가 있다. 이것은 기름기 있고 찰기 있는 너트로, 회복력이 전혀 없고 지방을 늘릴 뿐이다. 그러므로 이것을 홍차의 대체품이라고 부르는 것은 환자에 대한 모욕이다. 이것이 가진 개선적 자극제로 보자면, 차라리 홍차 대신 알밤을 권하는 것이나 다름없다.

---

3 커피를 만들 때는 커피 열매를 사서 집에서 직접 갈아야만 한다. 그렇지 않으면 그 안에 어느 정도의 최소한 치커리가 들어갈 수 있다는 점을 상기해야 한다. 이는 맛이나 치커리가 건강에 도움이 되는지 여부와 상관없다. 이는 치커리가 커피와는 아무 상관 없는 특성을 포함하고 있다는 사실의 문제이다. 그리고 그렇기 때문에 이를 줘서는 안 된다.

내가 관찰한 바, 모든 세탁부, 우유농장의 주인, 수간호사들은 (나는 지금 그 옛날 충분한 육체노동과 그 날의 일이 서로 겹치지 않도록 정리하는 두뇌운동을 모두 하는 여성들을 말한다) 비싼 차를 구비하는 것에 큰 가치를 두는 것을 보았다. 이를 사치라고들 부른다. 하지만 이 여성들은 다른 것에서는 "사치"를 부리지 않는다. 그리고 그들은 그렇게 하는 것이 맞다. 진짜 찻잎으로 만든 차는 그들이 원하는 회복력이 있다. 이것은 야생자두 잎에서는 찾을 수 없는 것이다.

자기 집도 하루에 한 번 전부 확인하지 못하는 집주인들은 이런 여성들을 판단하는 것이 불가능하다. 어느 모로 보나, 이들은 큰 병실이나 농장을 관리할 때 필요한 정신 (이는 작은 일이 아니다)을 가질 수 없기 때문이다.

양
Bulk

간호사들이 거의 보편적으로 하는 실수는 환자에게 주는 음식, 특히 음료의 양이다. 한 환자가 하루 중 4 온스의 브랜디를 주문했다고 가정해 보자. 이를 희석시켜 4 파인트로 만들면 그가 이를 어떻게 마실 수 있겠는가? 이는 홍차와 쇠고기차, 갈분, 우유 등에도 마찬가지이다. 양을 늘렸다고 하여 영양가가 늘어난 것도 아니고 식품에 있는 회복력을 증가시킨 것도 아니다. 그렇게 함으로써 당신은 환자의 소화기관이 더 많은 일을 하도록 만들어 아마도 그 두 가지를 저하시켰을 것이다. 그리고 무엇보다 환자는 당신이 즐거이 투자한 양을 모두 삼킬 수 없기 때문에 자신이 섭취하기 위해 주문한 것의 절반은 남길 것이다. 환자에게 그가 삼킬 수 있는 이상은 주지 않으면서 무엇이 환자가 섭취하기에는 너무 되거나 강한지 결정하기 위해서는 친절한 관찰과 보살핌을 필요로 한다. (그리고 거의 이가 달성되는 경우는 없다.)

VIII. 침대와 침구 BED AND BEDDING

침구에 의한 발열 증상
Feverishness a symptom of bedding

침대와 침구에 대하여 짧게 언급하고자 한다. 그리고 이는 주로 온전히, 혹은 거의 온전히 침대에 누워 지낼 수밖에 없는 환자에 대한 것이다.

발열은 일반적으로 열병의 증상으로 추정된다. 그러나 십중팔구 이는 침구에 의한 증상이다.[1] 며칠이고 몇 주고 통풍이 되지 않은 침구에 자신이 발산시킨 것으로 포화상태가 되

---

1 [Nurses often do not think the sick room any business of theirs, but only, the sick] 간병인은 종종 병실은 자기가 관여할 바가 아니고 환자만 신경 써야 할 곳이라고 생각한다.
나는 언젠가 한 "매우 좋은 간호사"에게 그가 담당하는 환자의 병실이 그의 불면증의 원인이 되기에 충분하다고 말한 적 있다. 그리고 이에 대해 그 간호사는 매우 명랑하게 전혀 놀랍지도 않다고 대답하였다. 마치 방의 상태를 날씨와 같이 그가 어찌할 수 있는 것이 아닌 것처럼 말이다. 여기서 무슨 수로 이 여성이 "간호사"라고 불릴 수 있는가?

었기 때문에 환자는 다시 감염된다. 어찌 다른 이유가 있을 수 있겠는가? 환자가 누워있는 평범한 침대를 보라.

평범한 침구의 불결함.
Uncleanliness of ordinary bedding.

무엇을 하면 안 되는지 예시를 들자면, 일반 가정집에 있는 평범한 침대를 견본으로 삼겠다. 나무로 된 침대틀과 매트리스를 두 개, 심지어는 세 개까지 탁자 높이 까지 쌓아 올린 것, 틀에 쳐진 휘장, 기적이 아니라면 이런 침대와 침구는 절대 완전히 마르거나 통풍이 될 수가 없다. 환자를 매트리스에 눕히는 때부터 매트리스가 산산 분해가 되는 때까지 환자는 어쩔 수 없이 유기물[2]이 배어있는 이 침대의 정리가 되고 난 후에는 (이것이 한 번이라도 되기라도 한다면) 차갑고 축축한 상태로, 정리가 되기 전에는 뜨끈하고 축축한 상태로 번갈아 누워야 한다.

---

2 이와 같은 이유로 환자를 씻기고 나면 그에게 항상 불가에서 따뜻하게 한, 씻기 전에 입었던 잠옷을 다시 입혀야 한다. 환자가 입었던 잠옷은 어느 정도 조금은 눅눅할 것이다. 그렇기 때문에 잠시 벗어 두면 차가워진다. 불기가 이를 말리면서 통풍도 시켜줄 것이다. 깨끗한 물건일 때 이렇게 하는 것보다 사용했던 것일 때 이렇게 하는 것이 훨씬 더 중요하다.

깨끗한 시트가 아닌 더러운 시트도 통풍을 시켜라.
Air your dirty sheets, not only your clean ones.

건강한 어른이 24시간 동안 폐와 피부에서 부패되기 시작할 유기물과 함께 내뿜는 수분이 최소 3 파인트가 라고 하고, 환자가 내뿜는 수분은 그 보다 보통 양이 더 많고, 그 상태 또한 항상 더 유독하다고 한다면, 다음으로는 스스로 이 수분이 다 어디로 가는지 질문을 해보라. 다른 곳으로 갈 곳이 없기 때문에 주로 침구로 간다. 그리고 거기에 머무른다. 왜냐하면 주마다 한 번씩 시트를 가는 것이 아니면 그 외에는 어떤 다른 통풍 방법도 시도되지 않기 때문이다. 간병인은 깨끗하고 눅눅한 경우에는 시트를 통풍시키는 데 잠시도 가만히 있지 못할 정도로 주의를 기울이면서 더러운 시트에서 유독한 눅눅함을 통풍시킬 생각은 들지도 않는다. 이와 별개로, 가장 위험한 악취는 환자의 배설물에서 나오는 것이다. 이것은 최소한 일시적으로 그들이 침대 밑으로 악취를 보내야 하는 곳에 놓여진다. 그리고 침대 밑 공간은 한 번도 제대로 통풍이 되지 않는다. 우리의 방식대로라면, 이래서는 안 된다. 몸이 질병이라고 정하여 자연적인 신체가 몸에서부터 제거한 배설물질로 항상 포화상태인 침대가 그 위에 누워있는 불행한 환자에게 병을 재감염 시키는 매개가 되지는 않아야 하지 않는가?

나는 모든 계급의 좋은 가정 주부가 "이 침대는 충분히 잘 사용되었습니다"라는 말을 하면 가슴이 내려앉는 것 같아, 이 말이 사실이 아니기를 바랄 뿐이다. 이 무슨 말인가? 내 환자 가 들어와 자기 숨으로 눅눅하게 만들기도 전에 그 침대는 이 미 다른 사람의 숨으로 눅눅하게 포화상태란 말인가? 한 번 이라도 통풍이 될 기회라도 있었는가? 아니, 한 번도 없었다. "매일 여기서 누워 잤습니다."

철제 스프링으로 된 침대가 제일이다.
Iron spring bedsteads the best

두 침대의 편안함과 청결함.
Comfort and cleanliness of two beds.

환자를 돌보기 위해서는 유동적 스프링이 있는 철제 침대가 있어야 한다. 이는 매트리스까지 공기가 통하는데 (휘장은 당 연히 없어야 한다), 이 때 매트리스는 얇은 쇠털이나 말총으 로 된 것이어야 한다. 침대는 3.5 피트 이상 넓어서는 안 된 다. 환자가 온전히 침대에서만 지내야 하면 침대틀은 2개가 있어야 한다. 환자가 각 침대에서 12시간 씩 보낼 수 있도록 각 침대는 매트리스와 시트, 담요 등으로 온전히 "정리되어" 있어야 한다. 이는 침대를 옮길 때 마다 환자가 시트도 같이 들고 다녀야 할 필요가 없게 하기 위해서 이다. 12시간 마다 모든 침구는 통풍을 시키기 위해 넌다. 물론 이런 것들을 전혀 할 수 없는 많은 경우들이 있다. 이렇게 하기 위한 시도만이 만들어 질 수 있는 경우들이 훨씬 더 많다. 나는 간호의 이상을 보여주는 것이고, 내가 실제로 해보았다. 하지만 제공할 수 있는 침대가 하나든 둘이든, 침대의 종류에 관하여는 다른 의심의 여지가 없다.

침대가 너무 넓지 않을 것.
Bed not to be too wide

넓은 침대를 편드는 편견이 있다. 나는 이가 편견이라 믿는다. 환자를 침대의 한 편에서 다른 편으로 옮겨 상쾌하게 하는 것은 그를 새 침대로 옮기는 편이 훨씬 효과적이다. 그리고 정말로 아픈 환자는 침대에서 쉽게 구르지 않는다. 하지만 좁은 침대에는 쟁반을 놓을 자리가 부족하다고들 한다. 좋은 간병인이라면 절대 침대 위에 쟁반을 올려 놓지 않을 것이다. 만약 환자가 돌아 누울 수 있다면 그는 침대 사이드 테이블에서부터 더 편하게 먹을 수 있다. 그리고 어떤 이유에서든지 침대는 소파보다 높아서는 안 된다. 그렇지 않으면 환자는 "사람들과 동떨어지는" 기분이 들 것이다. 아무것도 자기 손에 닿지 않는다. 아무것도 자기 스스로 움직일 수 없다. 만약 환자가 돌아 누울 수 없다면, 침대 위로 테이블을 두는 것이 낫다. 환자의 침대는 벽에 맞닿아서는 안 된다는 점을 굳이 언급할 필요는 없을 것이다. 이는 간병인이 항상 침대의 양쪽에 쉽게 접근하고, 뻗을 필요 없이 환자의 모든 부분에 닿을 수 있어야 하기 때문이다. 이는 침대가 너무 넓거나 너무 높으면 불가능한 것이다.

침대는 너무 높으면 안 된다.
Bed not to be too high.

나는 환자가 9~10 피트 정도 높이의 방에서 4~5 피트 높이의 침대에 앉아 머리와 천장과의 거리가 2~3 피트 밖에 되지 않는 것을 보면 스스로에게 다음과 같이 묻는다. 이것이 환자에게 흔한 특이하게 고통스러운 감정, 즉 벽과 천장이 모여들어 천장과 바닥 사이에 끼는 것 같은, 진실과 크게 다르지 않은 상상을 발생시키기 위해 특별히 계획된 것인가 하고. 만약 이를 넘어서서, 창문이 천장에서부터 낮은 데서 끝난다면 창문이 열려 있어도 환자의 머리는 말 그대로 신선한 공기가 있는 층 위에 위치하게 된다.

신이 만든 회복의 단계를 망치는 것 만큼 인간의 괴팍함이 더 있을까? 사실로 말하자면, 가장 좋은 공기의 흐름을 확실히 취하기 위하여 수면을 하는 사람이나 환자의 머리는 굴뚝 입구 보다 높아서는 안 된다. 그리고 여기서 우리는 당신이 굴뚝을 보드로 막았을 리가 없다고 가정한다.

만약 침대가 소파 보다 높으면 환자가 (만약 침대에서 들고 나는 것이 가능하다면) 침대에서 들고 날 때의 피로감의 차이는 많은 경우 야외나 다른 방에서 몇 분간 운동을 할 수 있는지 여부를 결정할 정도로 차이가 날 것이다. 이런 점이나, 침대에 24시간 동안 누워있는 환자들이 바라건대 하루에 한번만 들고 나면 되는 사람들 보다 얼마나 더 자주 침대를 들락날락 해야만 하는지 사람들이 별로 생각하지 못하는 것은 매우 희한한 일이다.

어두운 곳에 두어서도 안 된다.
Nor in a dark place

환자의 침대는 항상 방의 가장 밝은 곳에 있어야 한다. 그리고 환자는 창 밖을 볼 수 있어야 한다.

4주식 침대도 안 된다.
Nor a four poster with curtains.

옛 커튼이 달린 4주식 침대는 환자를 위해서든 건강한 사람을 위해서든 절대로 채택해서는 안 된다는 사실은 언급할 필요도 없다. 병원 침대는 많은 경우 개인 침대에 비해서 훨씬 덜 불쾌하다.

림프절결핵은 종종 이부자리 배치의 결과물이다.
Scrofula often a result of disposition of bed clothes.

명백하게 이유가 밝혀지지 않은 어린이들의 림프절결핵 케이스에서 그 적지 않은 원인은 이부자리를 머리에 덮어 쓰고 자는 습관으로, 이로써 이미 호흡된 공기, 그것도 피부 호흡 때문에 더욱 오염된 공기를 들이 쉬어서 라고 믿는 데는 이유가 있다. 환자들은 가끔 이와 비슷한 습관이 있는데, 이 때 이부자리의 위치 때문에 그 환자는 자기 피부에서 나오는 공기로 오염된 공기를 적지 않게 들이마셔야 한다. 좋은 간호사라면 이런 부분을 주의 깊게 돌볼 것이다. 이는 말하자면 환기의 중요한 부분이다.

욕창
Bed sores.

욕창의 위험이 있는 경우에는 어떤 경우에도 환자 밑에 담요를 깔아서는 안 된다는 언급을 할 필요가 있을 것이다. 그것은 습기를 유지시키고 찜질제 같은 역할을 한다.

무겁고 투수가 되지 않는 이부자리.
Heavy and impervious bed clothes.

환자를 위한 침구로는 가벼운 휘트니 담요[3] 외에는 아무것도 사용하지 말라. 무겁고 투수가 되지 않는 침대 씌우개는 환자의 몸에서 발산되는 것들을 그 안에 머물게 하여 나쁘지만, 담요는 이가 통하게 한다. 약한 환자는 무거운 이부자리 때문에 종종 어떠한 쾌적한 수면도 할 수 없어 언제나 고통 받는다.

　노트 : 베개에 관하여 한 마디 하겠다. 무슨 병이든 상관없이 모든 환자는 어느 정도 호흡이 힘들어 고통 받는다. 그러므로 간병인은 베개를 재배열할 때 제 역할을 하지 못하는 약한 가슴에서 체중을 덜어주는 것을 목표로 하여야 한다. 그런데 그들은 이를 어떻게 하고 그 결과는 어떠한가? 그들은 마치 벽돌을 쌓아 벽을 만들듯이 베개를 쌓아 올린다. 그러면 머리는 가슴에 걸치게 된다. 그리고 어깨가 앞으로 당겨져 폐가 확장될 공간이 부족하게 된다. 실질적으로 베개가 사람에 기대는 거지, 사람이 베개에 기대는 것이 아니게 된다. 환자마다 체형에 따라 어떻게 해야 하는지 달라지기 때문에 어떤 규칙을 정하는 것은 불가능하다. 그리고 키가 큰 환자는 허리

3　역자 주 : 영국 옥스포드서의 휘트니 지방에서 주로 만드는 담요로, "부드럽게 방적된 실과 긴 섬유로 된 씨실을 사용하여 도드라진 무늬가 있는 담요" 이다. (출처: What is a Witney Blanket?, Witney Blanket Story, http://www.witneyblanketstory.org.uk/WBP.asp?navigationPage=Blanket%20definition)

에서부터 다리가 질질 끌리기 때문에 키가 작은 환자에 비해서 더 고통 받는다. 하지만 목표는 베개를 호흡기관 밑 등에 대어 어깨가 아래로 처질 공간을 확보하고, 머리가 가슴에 기대는 일 없이 지지되는 것이다. 이러한 점들을 방치하여 죽어가는 환자들의 고통은 엄청나게 증가한다. 또 베개를 스스로 이리저리 움직일 수 없을 정도로 허약한 환자들은 책이나 다른 손에 닿는 물건을 허리 사이에 끼워 넣어 지지한다.

IX. 채광 LIGHT

채광은 건강을 유지하고 회복시키는 데 모두 필수적이다.
Light essential to both health and recovery

나의 환자에 대한 경험의 전폭적인 결론은, 환자에게 신선한 공기 다음으로 필요한 것은 빛이라는 것이다. 그리고 밀폐된 공간 다음으로 환자에게 해가 되는 것은 어두운 공간이라는 것이다. 그리고 이 때 빛은 그냥 빛이 아니라 직사광선이어야 한다. 나는 환자를 해가 들지 않는 방에 내버려두기보다, 상황이 허용된다면, 차라리 방의 방향에 맞춰 해를 따라 환자를 이고 다닐 것이다. 사람들은 정신적인 부분에만 영향을 미친다고 생각한다. 이는 절대로 사실이 아니다. 해는 화가일 뿐만 아니라 조각가이다. 해가 사진가라는 것은 인정해야 할 것이다. 과학적 설명을 하지 않아도 빛은 인간 신체에 실질적이고 실체가 있는 영향을 미친다는 사실을 인정해야 할 것이다. 하지만 이가 전부는 아니다. 누구든 햇빛이, 특히 직사광선이 공기를 얼마나 정화시키는지 보지 않았는가? 여기 모든 사람들의 경험에 있는 관찰 결과에 대해서 말해보겠다. 항상 셔터가 닫혀있는 방에 가보라 (환자실이나 침실 어디도 셔터가 닫혀있어서는 안 된다). 그러면 그 방은 누가 지내지도 않았고, 누가 그 안에서 숨을 쉬어 오염되지도 않았는데도 부패한 공기의 답답하고 퀴퀴한 냄새를 맡을 수 있을 것이다. 즉, 햇빛에 의해 정화가 되지 않은 것이다. 어두운 방의 퀴퀴함은 널리 알려져 있다. 질병을 치료함에 있어 방의 쾌활함, 채광의 유용함은 지극히 중요하다.

방향, 경치, 그리고 햇빛은 환자에게 첫 번째로 중요하다.
Aspect, view, and sunlight matters of first importance to the sick.

병원 건설의 매우 높은 권위자가 말하길 사람들은 건물을 지을 때 병실과 기숙사의 차이점을 충분히 고려하지 않는다고 한다. 나는 여기서 더 나아가, 건강한 사람들은 환자를 위해 방을 꾸릴 때 침실과 환자실의 차이점을 전혀 기억하지 못한다고 말하고자 한다. 잠을 자는 사람에게는 자기 침대에서 무슨 경치가 보이는 지는 중요하지 않다. 그는 밤에 잠을 들기 위해서가 아니면 절대 침대에 들어갈 일이 없어야 한다. 방향 또한 (공기를 정화하기 위해서 하루 중 어느 시간 정도 침실에 해가 든다는 점을 전제로 하여) 그다지 중요하지 않다. 왜냐하면 그는 해가 들지 않는 시간 외에는 침실에도 들어갈 일이 없어야 하기 때문이다. 하지만 환자는 당신이 침대 안에 있는 것 만큼의 시간을, 아마도 그렇지는 않겠지만 침대 밖에서 보내야 하더라도 이와 정반대이다. 그러므로 환자들이 몸을 일으키거나 돌아 누워야 하는 일 없이 침대에 누운 채로, 다른 것을 볼만한 것이 없어 창 밖의 하늘과 햇빛이라도 볼 수 있다면, 이가 회복에 가장 첫 번째로 중시되어야 할 것이 아니라면 그에 버금가는 것이라고 나는 확고하게 주장한다.

그러므로 당신은 당신 환자의 침대 위치에 가장 처음으로 주의해야 한다. 환자들이 만약 창문 하나 대신 두 개 밖으로 바라 볼 수 있다면 훨씬 좋다. 반면, 선택할 수만 있다면 그들이 확실히 일어나지 않았을 시간의 아침 해와 정오의 해가 오후의 해보다 더 중요하다. 아마도 당신은 오후에는 환자를 침대 밖으로 데리고 나가 해가 드는 창가에 앉힐 수도 있을 것이다. 하지만 가장 최선의 규칙은 가능하다면 해가 뜰 때부터 질 때까지 햇빛을 바로 받을 수 있도록 해주는 것이다.

침실과 환자실의 또 다른 차이점은 마땅히 그래야 하는 것처럼 침실 문이 하루 종일 열려있었다면 그 안에서 잠을 자는 사람에게는 밤이 시작될 때부터 방에 신선한 공기가 가득히 남아 있다는 것이다. 환자는 그렇지 않다. 왜냐하면 그는 하루 종일 한 방에서 같은 공기를 들이마시며 자기 몸에서 나오는 발산물로 이를 오염시켰기 때문이다. 그러므로 환자실은 주기적으로 공기를 교환해주는 것이 훨씬 더 중요하다.

빛을 낮추는 것이 필요한 급성 케이스들도 (특히 일부의 안과 케이스와 눈이 병적으로 섬세한 질병의 경우) 물론 존재한다는 사실을 더할 필요는 없을 것이다. 하지만 어두운 방도 이런 경우에 인정할 수 없다. 빛은 항상 블라인드와 커튼으로 조절할 수 있다.

하지만 이 나라에서 무겁고 두껍고 어두운 창문이나 침대 커튼은 환자용으로는 거의 절대로 사용해서는 안 된다. 침대 머리맡의 가볍고 하얀 커튼은 전반적으로 필요한 전부이고 창문에는 녹색 블라인드를 필요한 경우에만 쳐야 한다.

햇빛 없이는 우리의 몸과 마음은 피폐해진다.
Without sunlight, we degenerate body and mind.

인간에 관한 (생리학에 관한 것은 아니다) 가장 뛰어난 관찰자 중에 한 사람이 다른 언어로 말하기를 "해가 있는 곳에 생각이 있다."고 하였다. 모든 생리학이 이를 사실임을 증명했다. 깊은 계곡의 음지에는 크레틴병이 있다. 지하 저장고나 좁은 골목의 해가 들지 않는 편에는 마음과 몸이 동일하게 피폐해지는 인류의 퇴보와 약화가 있다. 창백하고 시들어가는 식물과 인간을 해에 가져다 놓아 보라. 너무 늦지만 않았다면 이들은 모두 건강과 정신을 회복할 것이다.

거의 모든 환자들이 햇빛을 향해서 얼굴을 돌린 채 눕는다.
Almost all patients lie with their faces to the light.

식물이 그렇듯이 거의 모든 환자들이 햇빛을 향한 채 누워 있는 것을 보는 일은 신기한 일이다. 환자들은 심지어 "그쪽으로 누워있으니" 아프다고 불평을 하기까지 한다. "그럼 왜 그쪽으로 누워있습니까?" 환자는 그 이유를 모른다. 하지만 우리는 안다. 그것은 그것이 창문을 바라보는 편이기 때문이다. 요즘 유행하는 한 의사가 자기는 항상 환자를 햇빛에서부터 돌려 눕도록 한다고 정부 보고서에서 발표하였다. 그렇다. 하지만 본능은 유행하는 의사들보다 더 강하고 할 수 있는 만큼 햇빛을 받을 수 있도록 얼굴을 그 쪽으로 돌리게 한다. 병원의 병실들 사이를 걷거나 당신이 본 개인 환자의 침대 머리맡을 기억해내 보라. 그리고 그 환자들 중에 몇 명이나 벽을 향해 얼굴을 돌린 채 누워있었는지 세어보라.

X. 방과 벽의 청결.
CLEANLINESS OF ROOMS AND WALLS.

카펫과 가구의 청결.
Cleanliness of carpets and furniture.

청결을 유지하는 것이 간호의 큰 부분을 차지함을 보면, 간호
사에게 스스로 깨끗해야 함을, 혹은 그의 환자를 깨끗하게 유
지해야 함을 굳이 말할 필요는 없을 것이다. 철저한 청결이
유지되지 않으면 방이나 병실을 아무리 환기를 시켜도 그 공
간은 맑아질 수가 없다. 적어도 창문을 통해 시간당 20마일
의 속도의 바람이 불어 들어오지 않는 한, 먼지투성이의 카펫
과 더러운 징두리 벽판, 퀴퀴한 커튼과 가구는 틀림없이 갑갑
한 냄새를 낼 것이다. 나는 매우 천장이 높은 방 두 개에, 양
쪽으로 창문이 나있고 유일한 정기적 투숙인은 나 하나 뿐이
었던 넓고 비싼 가구가 딸린 런던 집에서 산 적이 있는데, 그
럼에도 불구하고 위에서 말한 불결한 환경의 이유 때문에 창
문을 아무리 열어도 갑갑한 냄새를 지울 수가 없었다. 하지만

카펫과 커튼을 완전히 치워버리자마자 방들은 순식간에 내가 원할 수 있는 만큼 깨끗해졌다. 런던에서 방들이 깨끗이 유지될 수 없다는 말은 허튼소리이다. 우리 병원들이 이에 정반대를 증명하고 있다.

요즘에는 먼지가 절대 제거되지 않음.
Dust never removed now.

하지만 지금의 먼지 제거 방법으로는 한 톨의 먼지도 치워지거나 제대로 제거될 수 없다. 요즘의 먼지 터는 방법이란 문과 창문은 닫아놓고 방 한 군데에서 다른 곳으로 먼지를 털어내는 것 정도일 뿐이다. 무엇을 위해서 이렇게 하는지 모를 일이다. 먼지를 한번에 다 없앨 것이 아니면 그 자리에 그대로 두는 편이 낫다. 왜냐하면 방이 방으로 존재하기 시작할 때부터 더 이상 존재하지 않을 때 까지 사실 어떤 한 톨의 먼지도 그 영역을 벗어나지 않기 때문이다. 요즘은 방을 정리한다는 말의 의미는 한 자리에서 깨끗하게 머물던 것을 다른 더 더러운 공간으로 옮긴다는 뜻일 뿐이다.[1] 털어내어 치울 수

---

1 [How a room is dusted.] 방의 먼지가 어떻게 털어지고 있는가.
가구를 청소하기 위해서 더러운 의자나 소파에 깨끗한 옷을 펼치는 방법을 선호한다면, 이는 확실히 청소를 하는 한가지 방법이기는 하다. "방 정리"라는 아침 과정을 여러 번, 그리고 매번 새롭게 놀라며 내 눈으로 본 결과, 나는 그게 무엇인지 묘사할 수 있다. 그 위에 "뭔가"가 밤새 놓여있어 "뭔가" 위로 먼지나 검댕이 "내려앉아" 상대적으로 깨끗한 의자나 테이블, 소파에서부터 그것들을 다른 의자, 테이블, 소파, 그것도 먼지나 검댕 때문에 손가락으로 이름을 쓸 수 있을 정도인 장소로 옮긴다. 그래서 그 "뭔가"는 반대편도 균등하게 더러워지거나 먼지가 묻게 된다. 그

있는 것은 그림이나 종이로 된 것들 뿐이다. 신선한 공기를 좋아하는 모든 이들에게 역병이나 다름없는 먼지를 제거하는 유일한 방법은 적신 행주로 모든 것을 닦아내는 것 뿐이다. 그리고 모든 가구는 축축한 행주로 닦아도 그 자체가 상하지 않도록 만들어져야 하고, 물이 닿아도 다른 가구까지 상하지 않도록 광택을 낸 것이어야 한다. 지금처럼 먼지를 터는 행위는, 진정하게는 방 전체에 먼지를 골고루 퍼뜨린다는 의미이다.

바닥.
Floors.

바닥으로 말할 것 같으면, 진짜로 깨끗한 유일한 바닥은 베를린식 레커 처리한 바닥으로, 이는 물걸레와 마른 걸레로 매일 아침 청소하여 먼지를 제거할 수 있다. 프랑스식 쪽마루 바닥은 어느 정도 먼지가 있으나, 그래도 이것은 우리의 흡수력 있는 바닥에 비하면 청결이나 건강 측면에서 무한정하게 우월하다.

병실에 카펫은 아마도 발명될 수 있었던 것들 중에 가장 최악의 방편이다. 카펫이 있어야만 한다면 1년에 한번이 아니라

러고는 하녀가 모든 것, 혹은 손에 닿는 어떤 것들을 먼지떨이라는 것으로 털어낸다. 먼지들이 날아오르고 그 후에는 그 작업 이전보다 더 균등하게 다시 자리 잡는다. 이제 방은 "바로잡아졌다".

1년에 두세 번은 가는 것이 유일한 안전한 방법이다. 더러운 카펫은 말 그대로 방을 오염시킨다. 그리고 만약 당신이 밖에서부터 발에 묻혀 들여오는 어마어마한 양의 유기물로 카펫이 포화상태가 되는 점을 고려한다면 이는 놀라운 일이 아니다.

벽지가 발린 벽, 회벽, 유성 페인트로 칠한 벽.
Papered, plastered, oil-painted walls.

벽으로 말하자면, 최악은 벽지가 발린 벽이다. 그 다음은 회벽이다. 하지만 회벽은 자주 석회칠을 함으로써 만회할 수 있다. 벽지는 자주 갈아줘야 한다. 유광 벽지는 위험의 상당한 부분을 제거한다. 하지만 평범한 침실 벽지는 안 되는 것을 전부 갖추고 있다.[2]

여기에서 환기와 청결의 밀접한 관련성이 나타난다. 평범한 가벼운 벽지는 만약 굴뚝에 아노트 사의 환풍기가 있다면 다른 경우보다 훨씬 오랫동안 깨끗하게 유지된다.

---

2 [Atmosphere in painted and papered rooms quite distinguishable.] 페인트칠 한 방과 벽지를 바른 방의 공기는 제법 차이가 난다.
나는 환자나 어린이를 위해서 적절한 공기와 부적절한 공기를 구별하도록 자신의 신경을 길들인 사람이라면 다른 변함이 없는 한 누구든지 눈을 감고도 오래된 페인트칠 한 방과 오래된 벽지를 바른 방의 공기의 차이를 구별해 낼 수 있다고 확신한다. 후자는 창문을 모두 열어놔도 언제나 매캐하다.

현존하는 가장 좋은 벽은 유성 페인트칠 한 벽이다. 이 벽에서는 동물성 잔여물을 씻어낼 수 있다.[3]

이런 것들이 방을 퀴퀴하게 하는 것들이다.

환자실이나 병실의 벽으로 최선은 순백의 흡수성 없는 시멘트나 유리, 혹은 보기에만 괜찮다면 유광 타일이다.

환자실에 가장 맞는 벽의 종류
Best kind of wall for a sick-room.

공기는 물과 같이 더러워질 수 있다. 만약 물에 숨을 불면 숨에 포함된 동물성 물질로 물이 더러워진다. 이는 공기도 마찬가지다. 동물성 호흡물질이 벽과 카펫에 배어있는 방의 공기는 항상 더럽다.

그렇다면 당신이 피해야 하는 방과 병실에서의 청결의 부족은 세가지 방식으로 발생할 수 있다.

---

3 [How to keep your wall clean at the expense of your clothes.] 옷을 희생해서 벽을 깨끗하게 유지하는 법.
 깨끗한 가운이나 숄을 못에 걸어 더러운 문이나 더러운 벽의 일부를 닦고 싶다면, 이는 확실히 한 방법이 될 수 있고, 가장 흔한 방법이기도 하며 전반적으로 침실의 문이나 벽을 깨끗하게 하는 유일한 방법이기도 하다.

바깥에서부터의 더러운 공기.
Dirty air from without.

하수구에서의 발산과 더러운 길에서의 증발, 연기, 불완전 연소한 연료, 지푸라기 조각들, 말똥 조각들로 더러워진 공기가 밖에서부터 들어오는 것.

가정집에 가장 좋은 벽의 종류.
Best kind of wall for a house.

만약 사람들이 자기 집 외벽에 무색이나 채색 타일을 깔 수만 있다면 채광, 청결, 습기조절, 온기, 그리고 결과적으로 경제에 얼마나 많은 도움이 될 수 있을까. 소방차는 그렇다면 효과적으로 외벽을 씻어낼 수 있을 것이다. 이러한 벽 시공이 도로포장과 함께 도시의 건강을 개선하는 데 어깨를 나란히 할 것이다.

실내에서부터의 더러운 공기.
Dirty air from within.

실내에서부터의 더러운 공기는 당신이 절대로 제거하지 못했고 단지 장소를 옮기기만 한 먼지에서부터 발생한다. 그리고 이는 한가지 필수불가결 요소여야만 하는 것을 상기시킨다. 방이나 병실에는 최소한의 선반만 설치하라. 그리고 어떤 경우에도 선반을 숨겨서는 안 된다. 거기에 먼지가 쌓이고, 절대로 닦여 나가지 않는다. 이는 공기를 더럽히는 확실한 방법이다. 이와 별개로, 당신의 입원 환자가 뿜는 동물성 호흡물질이 가구에 배어든다. 그리고 만약 당신이 가구를 제대로 청소하지 않으면 어찌 그 방이나 병실은 퀴퀴하지 않고 배기겠는가?

환기를 하고 싶은 만큼 해라. 그래도 그 방은 절대로 상쾌해지지 않을 것이다. 뿐만 아니라, 윤을 냈거나 광택제를 바르지 않은 물건에서는 소위 끊임없이 분해가 일어난다. 예를 들자면 종이를 특정한 초록색으로 염색하기 위해서는 비소가 사용된다. 그 종이로 벽지를 바른 방에서는 그 방에 산재한 먼지에서조차 확연하게 비소가 검출된다. 당신은 먼지가 절대로 무해하지 않다는 것은 인지하고 있다. 하지만 그럼에도 당신은 그런 먼지가 선반에 몇 달 동안이나, 방에는 평생 굴러다니게 둘 것이다.

그리고, 불은 방을 석탄 먼지로 가득하게 만든다.

카펫에서부터의 더러운 공기.
Dirty air from the carpet.

카펫에서부터 발생하는 더러운 공기. 무엇보다 방문객의 발에 묻어 들어온 동물성 때가 카펫에 남지 않도록 주의를 기울여라. 틈새가 채워져 있고 광이 내어져 있지 않으면 바닥은 그 정도로 나쁘다. 우리는 교실이나 병실 바닥에 배어있는 유기물 때문에 조금의 습기만으로도 올라오는 냄새 하나만으로도 거기에서 무슨 나쁜 일이 벌어지고 있는지 충분히 경고가 되어야 한다.

해결방법.
Remedies.

외부 공기는 위생 개선과 매연의 소멸에 의해서만 깨끗하게 유지될 수 있다. 이 하나만 개선하는 것으로 절약할 수 있는 세제의 비용은 계산할 수 없을 정도이다.

내부 공기는 위에서 말한 방법으로 유기물과 이 유기물을 상당히 포함한 먼지를 이것들이 배어들어가게 되고 방을 퀴퀴하게 만드는 벽과 카펫, 가구, 선반 등에서부터 제거하는 것, 과도할 정도의 주의를 기울여야만 깨끗하게 유지할 수 있다.

청결이 없으면 환기의 효과를 볼 수 없다. 환기를 하지 않으면 완전히 청결하다고 할 수 없다.

계급에 상관없이, 아주 적은 사람만이 환자실에 필요한 특별한 청결함의 필요성에 대한 인식이 있다. 내가 말한 많은 부분은 병원보다는 개인 간병에 적용된다. 연기 투성이의 굴뚝과 먼지투성이의 가구, 하루에 한 번만 비워지는 요강은 가장 좋은 가정집에서도 환자가 마시는 공기를 종종 지속적으로 지저분하게 유지시킨다.

건강한 사람은 그들에게는 조용히 "참으면" 되는 사소한 불편함이 환자에게는 고통의 원인이고 죽음을 재촉하지 않으면 회복을 더디게 하는 것임을 잊어버리는 특이한 습관이 있다. 건강한 사람은 아무리 길어도 8시간 이상 같은 방에 있는 경우가 거의 없다. 몇 분 만이라도 기분전환을 얼마든지 할 수 있다. 예시로 든 8시간 동안이라도 자세를 바꿀 수 있고 방에서 자기 위치를 바꿀 수 있다. 하지만 환자는 절대로 자기 침대를 벗어날 수 없고 스스로 이동해서 공기나 빛, 온기를 바꿔 기분전환을 할 수도 없다. 고요를 얻을 수 없거나, 매연이나 냄새, 먼지에서 벗어날 수 없는 환자는 당신에게는 정말 아무것도 아닌 것으로도 진실로 해를 입거나 우울해진다.

"치료할 수 없다면 이겨내야 한다"라는 격언은 간호사에게는 최악이자 제일 위험한 말이다. 참고 체념하는 것은 달리 말하자면 부주의하고 무관심하다는 말이다. 간호사 본인에게는 비열한 것이고, 그의 환자에 대해서는 과실이 있는 것이다.

XI. 개인 위생 PERSONAL CLEANLINESS

피부에 의한 중독.
Poisoning by the skin.

거의 모든 질병에서 피부의 기능은 어느 정도 망가져있다. 그리고 많은 중요한 질병에서 피부를 통해 배설이 이루어진다. 이는 어린이의 경우 특히 더 그렇다. 하지만 이 때 피부의 배설물은 씻거나 옷을 갈아입지 않으면 그대로 머무른다. 모든 간호사는 이 사실을 끊임없이 기억해야 한다. 왜냐하면 환자를 씻기지 않은 채 내버려두거나 땀이나 다른 배설물이 배인 옷을 벗기지 않고 그대로 두면 그 간호사는 자연스러운 건강 진행 과정에 효력이 느린 독을 구강 복용시키는 것이나 마찬가지의 효과를 가진 유해한 간섭을 하는 것이나 마찬가지이기 때문이다. 피부에 의한 중독은 그 진행이 더 느릴 뿐, 구강 중독만큼 확실하다.

환기와 피부의 청결은 동등하게 필수적이다.
Ventilation and skin-cleanliness equally essential.

병상에서 흔히 관찰되는 것 중에 하나는 환자들이 조심스레 씻겨지고 말려지고 나서 얼마나 안도와 편안함을 느끼는 지이다. 하지만 편안과 안심이 여기서 얻어지는 것 전부가 아니라는 사실을 잊어서는 안 될 것이다. 이것은 사실 생명력이 이를 억누르던 것들이 제거되어 안도감을 느끼는 것일 뿐이다. 간병인은 그러므로 얻어지는 것은 나중에도 충분히 줄 수 있는 조금의 안도감일 뿐이라는 이유로 환자의 청결을 돌보는 것을 미뤄서는 안 된다.

모든 제대로 관리되는 병원이면 그렇듯이, 그리고 일반적으로 그렇듯이, 이는 돌봐지고 있다. 하지만 개인 간병의 경우에는 상당히 일반적으로 무시된다.

환자의 폐와 피부에서부터 병적 악취를 쓸어가기 위해서 자유로운 환기를 유지하여 환자 주변의 공기를 수시로 새로 바꾸는 것이 필수적이듯이 환자의 피부 모공에서부터 이를 막는 배설물을 제거하는 것은 필수적이다. 환기와 피부의 청결의 목적은 모두 거의 비슷하다. 이는 몸에서 유해한 물질을 최대한 빠르게 제거하기 위함이다.

피부에 비누칠을 하고 씻고, 닦는 작업을 할 때는 해악이 재생산 시킬 수 있는 땀을 조절하도록 한번에 너무 많은 부위를 노출시키지 않도록 주의해야 한다.

여기서 환자를 목욕시키는 다양한 방법에 대해서 상세히 논할 필요는 없을 것이다. 이는 의사가 어떤 방법을 사용할지 정해야 하므로 최소한으로 말하겠다.

피부가 굳고 거칠어지는 몇 가지 형태의 설사나 이질 환자의 경우에 많은 양의 따뜻한 비눗물로 씻는 것에서 오는 안정은 헤아릴 수 없을 정도이다. 다른 경우에는 미지근한 비눗물로 비누칠을 하고, 그리고 그 후에 미지근한 물로 씻어 따뜻한 타월로 말리는 것이 지시된다.

간호사는 하룻동안 매우 자주 손을 씻도록 주의해야만 한다. 얼굴도 씻을 수 있다면 더욱 좋다.

청결에 있어서 청결에 대한 부분만 한 마디 더 하겠다.

피부에 스팀을 가하여 문지르는 것.
Steaming and rubbing the skin.

찬물에 비누 없이, 찬물에 비누로, 따뜻한 물에 비누로 각각 씻어 보고 물이 얼마나 더러워지는지 비교해 보라. 첫 번째의 경우에는 때를 거의 제거하지 않았고, 두 번째 경우에는 조금 더, 세 번째 경우에는 많은 때를 제거함을 발견할 수 있을 것이다. 하지만 뜨거운 물 위로 손을 들고 일이 분 후 손으로만 문질러도 때나 더러운 피부가 밀려나게 할 것이다. 증기로 목욕을 하고 나면 이런 식으로 몸 전체에서 때를 벗겨내 깨끗하게 될 수 있다. 이 말이 무슨 뜻이냐 하면 단지 물로만 씻고 스펀지 질을 한다고 하여 피부가 진짜로 깨끗해지는 것은 아니라는 말이다. 거친 수건의 한 쪽 모서리를 매우 뜨거운 물에 적셔 여기에, 조금의 증류주가 추가될 수 있다면 더욱 효과가 좋을 것이다. 그리고 손가락으로 하듯이 수건을 피부에 문지르라. 그러면 까만 때가 떨어지면서 이전에 얼마나 비누와 물을 사용했는지 상관없이 당신은 그 이전에는 깨끗하지 않았다는 사실을 증명해 줄 것이다. 이런 때가 제거되어야 하는 것이다. 그리고 당신은 뜨거운 물 한 컵과 거친 수건 그리고 문지르는 것만으로도 욕조와 비누와 스펀지와 같은 기구들을 사용하지만 문지르지 않는 것에 비해서 진짜로 스스로를 더욱 깨끗하게 유지할 수 있을 것이다. 누구든 더러워도 된다는 말을 하는 것은 터무니없는 소리이다. 환자들은 긴 여행에서 물 한 대야의 여유가 없거나 침상에서 벗어날 수 없는 경우에도 이런 방법으로 마치 집의 부대시설이 모두 구비가 된 것처럼 깨끗하게 유지되었다.

하지만 많은 양의 물로 씻는 것은 단순히 청결함과 상당히 다른 효과가 있다. 피부가 물을 흡수하여 부드러워지고 더욱 땀이 잘 나게 된다. 그러므로 비누와 따뜻한 물로 씻는 것은 청결과 다른 시야에서 바람직하다.

XII. 희망과 조언을 쓸데없이 재잘거리는 것.
CHATTERING HOPES AND ADVICES.

환자에게 조언하는 것.
Advising the sick.

환자가 조언자에게 하는 말이다. "내 조언자들이여! 그대의 이름은 군단이다. 어째서인지, 보편적인 운명의 법칙인지, 모든 남자, 여자, 그리고 어린이들이 모두 스스로 나에게 특별히 충고를 할 특혜가 있다고 생각하는 것 같다. 왜인가? 나는 정확히 이것이 궁금하다." 그리고 이것이 내가 그들에게 해야 하는 말이다. 나는 영국 안팎에 현존하는 모든 장소에 가보라고 충고 받기도 했고, 모든 이륜차, 마차에서 모든 종류의 운동을 해보라고 그렇다, 심지어 그네와 아령까지도 또한 모든 다른 종류의 강장제를 섭취해보라고 조언 받은 바 있다. 그리고 이것은 모두 이런 것에 대해서 제일 알맞은 사람, 즉, 의료진이 장시간 가까이서 간병을 하여 어떤 여행은 물론이고 움직이는 것도 금지하고 식단과 음료까지 꼼꼼히 진단을 내린 때에 일어나는 일들이다. 환자인 내가 의료진의 충고를 무시하고 일반인의 충고를 받아들이면 그 의료진들은 어떤 말을 하겠는가? 하지만 군단의 마음의 특이성은 이러하다. 그들은 남들도 자신과 똑같은 일을 하고 있다는 생각은 못한다. 그렇기 때문에 환자인 나는 자기 방어로 로잘린드[1] 같이 "모든 것을 다 할 수는 없다"고 부득이 대답해야만 한다.

희망에 대해 떠드는 것은 환자에게 골칫거리이다.
Chattering hopes the bane of the sick.

"희망에 대해 떠든다"는 표현은 얼핏 보면 이상한 제목일 수 있다. 하지만 나는 병자가 견뎌야 하는 걱정 중 친구들의 치유할 수 없는 희망만큼 큰 것이 별로 없다고 나는 진정으로 믿는다. 내 넓고 긴 개인 경험에서 타인과 나의 투병 중 관찰한 이것의 영향을 들어 이보다 더 강하게 반대하는 것이 없다. 나는 모든 친구들, 방문객, 그리고 간병인들에게 진지하게 간청하건대 그들이 처한 위험을 가볍게 다루고 회복의 가능성을 과장함으로써 환자를 "북돋으려고" 하는 시도 행위들을 그만 두었으면 한다.

요즘 의료진들은 예전에 비해서 자신의 상태에 대해서 알고 싶어하는 환자에게 진실을 더 말해주는 편이다.

---

1 셰익스피어의 희극 "뜻대로 하세요"의 등장인물 중 한 명.

그렇다면 아무리 과장 없이 말해도 이 얼마나 어리석은 행동인가. 아무리 친구가 의료계 종사자여도 그가 잠깐 대충 보고 주는 의견을 환자가 의료진이 청진기, 맥과 혀의 상태를 검사하는 등 진단하기 위하여 할 수 있는 최대한의 도움을 받아 어쩌면 몇 년간 관찰한 결과 준 의견과 저울질을 할 것이라고 생각하는 것은. 그리고 이 관찰은 분명히 친구가 한 것보다는 훨씬 더 많이 이뤄졌을 것이다.

환자가 상식이 있다고 가정하면, 이런 태평한 방문객이 던지는 "호의적인" 의견이, 이가 만약 의견이라고 불릴 수라도 있다면, 경험 있는 의료진의 의견과 다른 때 어떻게 그를 "북돋아" 줄 수 있겠는가? 물론, 종종 그렇듯이, 의료진이 틀릴 수도 있다. 하지만 어떤 것이 더 틀릴 가능성이 높은가?

환자는 자기 자신에 대해서 이야기하고 싶어하지 않는다.
Patient does not want to talk of himself.

사실을 말하자면, 환자[2]는 이런 의도는 좋지만 피곤한 친구들

---

2 [Absurd statistical comparison made in common conversation by the most sensible people for the benefit of the sick.]
가장 분별력 있는 사람이 환자를 위해서 평범한 대화에서 만드는 터무니 없는 통계 비교.
물론 경우에 따라서는 처음으로 입원하는 경우에 의사나 경험 많은 간호사가 겁에 질리고 아픈 여성에게 그의 케이스에 특이한 점은 없고 몇 시간만 아프면 된다고 확신해 주는 것이 그의 기분을 가장 효과적으로 북돋아 주는 수도 있다. 이는 차원이 다른 조언이다. 이것은 아무 경험도 없는 사람에게 많은 경험이 있는 사람이 주

에 의해 전혀 기분이 "북돋아" 지지 않는다. 그와 반대로, 그는 우울해지고 지친다. 만약, 한편으로 그가 이 너무 많은 이론의 연이은 멤버들, 군단이라는 이름의 ~에게 하나하나 왜 그들이 생각하는 게 자신의 생각과 다른지, 어떤 점에서 그들이 생각하는 것보다 자기 상태가 더 안 좋은지, 그들이 모르는 무슨 증상이 있는지, 설명해야 한다면 그는 "북돋아"지는 것이 아니라 피로해지고 그의 주의는 자기 자신에게 향하게 된다. 전반적으로, 진짜로 아픈 환자는 자기 자신에 대해서 별로 이야기하고 싶어하지 않는다. 건강염려증이 있는 사람은 반대이지만, 다시 말하지만 여기서 주제는 건강염려증이 아니다.

환자의 이익을 위해서 하는 해괴한 위로
Absurd consolation put forth for the benefit of the sick.

다른 한 편으로는, 만약, 더 자주 있는 일로, 환자가 자기 자신에 대한 대화에서 빨리 벗어나고 싶어 다른 말 없이 마치 셰익스피어 극에서처럼 "오!", "아!", "이런!","과연!"만을 말하는 것인데, 이 때 그는 공감을 받지 못하여 우울해진다. 그는 친구들 사이에 고립된 것 같이 느낀다. 그는 이 허황된 희망

는 조언이다. 하지만 여기서 우리가 말하는 조언은 아무 경험도 없는 사람이 쓰디쓴 경험이 있는 사람에게 하는 조언이다. 그리고 대개 어디에 사는 누가 열병에서 회복했다는 이야기를 누구한테서 들었기 때문에 나도 폐결핵에서 회복할 것이라는 말은 조언에 그친다.

과 응원에서 꼭두각시 노릇을 할 필요 없이 단순하게, 터놓고 이야기할만한 사람이 하나라도 있으면 얼마나 편리할까 하고 느낀다. "신이 탐탁히 여기셔서 당신에게 20년의 더 주기를 바랍니다," 라든지 "앞으로 살 인생이 길어요," 같은 말을 끈질기게 하지 않고도 자신의 희망과 방향을 표현할 수 있는 사람을 바라는 것이다. 의료기록에 기록된 사례의 전기의 마지막에 "오랜 투병 중 A는 상당히 갑자기 사망하였다"나 "그 자신과 남들에게도 예상치 못하게"라고 기록된 것을 우리는 얼마나 자주 보는가. 남들은 아마도 "예상치 못"했을 것이다. 왜냐하면 그들은 보지 않았기 때문이다. 하지만 어떤 경우에도, 그런 이야기들의 내부 증거나 비슷한 케이스를 지켜본 결과 그렇게 믿을 자격이 나는 있다고 생각하기 때문에, "본인도 예상치 못한" 때는 없다. A가 사망할 것이라고 예상할만한 모든 이유가 있었고 그것은 본인도 알았다. 하지만 그는 이러한 지식을 자기 친구들에게 고집하는 것은 소용이 없다고 여겼다.

여기서 나는 빠르게 사망하게 되는 급성 케이스나 "신경성" 케이스는 포함하지 않는다.

급성케이스의 경우에는, 그 위험이 매우 드물게 감지된다. 소설이나 전기 같은 허구적 글에 보면 임종 시에 이들의 지성의 또렷함은 거의 천상의 수준으로 그려진다. 안타깝게도 나는 많은 임종을 지켜보았는데 그런 경우는 거의, 혹은 한번도 보지 못했다고 할 수밖에 없다. 신체의 고통에 대한 것이나 죽어가는 와중에 이루고자 하는 임무들 외에는 무관심한 것이 훨씬 더 흔한 상태이다.

"신경성 케이스"는, 반면에, 자기 스스로와 다른 사람들에게 가상의 위험을 상상하게 하는 것을 즐긴다.

하지만 자기 스스로 너무나 잘 알고 있고, 주치의로부터 앞으로 절대로 활동적인 삶을 살 수 없다는 말을 들었으며 매달 그 전달에는 할 수 있었던 일을 포기해야 함을 느끼는 장기적인 만성 케이스의 환자라면, 오! 그런 고통을 받는 자는 당신의 희망의 지저귐으로부터 용서하기를. 당신은 당신이 그 환자를 얼마나 걱정시키고 지치게 만드는지 모른다. 그런 진짜 환자는 자기 자신에 대해서 이야기하는 것은 물론 예상할 수 없는 일에 대해 희망을 거는 일은 더더욱 견디지 못한다.

환자에게 어떤 일을 그만두라고 하거나, 다른 의사로 바꾸라고 하거나, 다른 집으로 이사를 가거나 다른 기후, 알약, 가루약, 혹은 특효약을 시도해보라고 충고를 퍼붓는 사람들도 마찬가지다. 나는 이런 사람들의 일관성에 대해서 이야기하는 것이다. 이런 조언자들은 환자에게 그의 주치의가 내린 예측은 "의사들은 항상 틀리기 때문에" 믿지 말라고 촉구하면서 다른 의사는 "이 의사는 항상 옳다,"며 믿으라고 하는 사람들과 동일인물들이다. 이런 조언자들은 또한 환자에게 그가 원래 하던 일은 내버려두라고 하면서 새로운 할 일들을 가져오는 사람들이다.

조언자들의 환자에 대한 경이로운 추정.

Wonderful presumption of the advisers of the sick.

친구들은, 일반인이든 의료계에 종사하든, 환자를 찾아와서는 가능한지, 나아가서는 안전한지에 대한 지식도 얼마 없으면서 마치 다리가 부러진 지도 모르고 그 사람에게 운동을 하라고 추천하듯이 이것저것 하라고 추천하며 걱정을 하는 그 얼굴들은 경이롭다. 그럼 그 친구가 의료진이고, 환자가 다른 친구 누구나 아무나 그 앞에 들어와 아무것이나 아무것도 아닌 것이나 추천하였다고 의료진인 친구가 지시한 것을 무시하고 다른 사람의 추천을 받아들였다면 그는 뭐라고 하겠는가? 사람들은 이런 것에 대해서 생각해 보지를 않는다.

조언자들은 200년 전이나 지금이나 똑같다.

Advisers the same now as two hundred years ago.

한 역사적 인물이 놀라운 결단을 시행하기에 앞서 6개월 동안이나 모든 사람들이 연이어 거의 비슷한 말로 조언을 했다는 일화로 이런 일은 다반사임을 이야기한 바 있다. 이에 대해 이 인물은 그러한 결단이 사전의 충분한 고려 없이 이루어졌다고 추정하는 것은 아닌지 하고 그러한 말에 반복하여 대답하는 것이 가장 골칫거리를 더는 방법이었다고 한다. 몇 년 동안이나 매일같이 모든 친구들과 지인으로부터 편지든 구두로든 이런 고통을 받는 환자들에게 위와 같은 답을 하기를 권유한다. 만약 그런 친구나 지인들이 잠깐이라도 그 환자는 아마도 50번은 넘게 그런 조언을 들었을 것이고 만약 그 조언을 실행할 수만 있다면 이미 옛날에 시행해 봤을 것이라는 사실을 생각해본다면 그 환자는 고통을 면할 것이다. 하지만 그런 사려는 나타날 기회가 없어 보인다. 이상하지만 사실인 점은 이런 부분에서 삶들은 몇 백 년 전이나 지금이나 똑같다는 것이다.

고통을 받는 사람이 악화될 때 주로 보이는 이런 다반사는 밝고, 성실하며, 끊임없는 임무에의 헌신에 마치 과일로 가득한 양지바른 남향 정원 벽에 끈적한 자국을 남기는 달팽이처럼 얼룩을 남긴다.

환자에게 주는 엉터리 조언
Mockery of the advice given to sick.

어떤 엉터리 같은 소리도 환자에게 퍼붓는 조언만큼 허황된 것이 없을 것이다. 이때 조언자가 원하는 것은 환자의 진실된 상태를 알고자 하는 것이 아니라 환자가 하는 말을 자기 주장에 맞도록 바꾸고, 재차 반복하지만, 환자의 진짜 상태에 대한 탐구조사 없이 자기 의견을 제시하기 위함이므로 환자에게는 아무 쓸모가 없다. "하지만 그런 질문을 하는 것은 무례하고 부적절한 행동 아닙니까,"하고 조언자는 말한다. 사실이다. 그리고 진실을 알지도 못하면서, 그리고 그에 대해 질문하지도 못한다고 스스로 인정했으면서 조언을 하는 것은 얼마나 더 무례한가.

간병인들에게 이 말을 하고자 한다. 이런 방문객들이 당신 환자에게 피해를 주는 사람들이다. 환자에게 이들이 다음과 같이 말하거든 당신의 환자는 방문객으로부터 받을 수 있는 모든 피해는 다 받고 있음을 인지하라.

1. 환자에게는 아무 문제도 없고 단지 관심을 받고 싶은 것뿐이다. 2. 환자는 자살을 하려는 것이고 그렇기 때문에 누군가 말려줬으면 하는 것이다. 3. 그는 누군가의 특정한 목적을 위해 이용되는 도구이다. 4. 그는 누구의 말도 듣지 않고 그가 원하는 방향대로 완고하게 비뚤어져 있다. 5. 그는 자신의

사명감을 떠올려야 하고 지금 신의 섭리를 위배하고 있다.

질병의 진짜 고통이 얼마나 알려지거나 이해되지 않고 있는지. 건강한 사람은 남녀를 불문하고 환자의 삶에 대해서 얼마나 생각해보지 않는지.

환자에게 즐거움을 주는 방법들.
Means of giving pleasure to the sick.

환자 주변에 있거나 환자를 방문하여 즐거움을 제공해주고 싶다면 그에게 즐거움을 줄만한 이야기를 해 줄 것을 기억하라. 이런 방문의 얼마나 많은 경우에 환자가 혼자 대화를 주도하면서 그 자신의 상상력과 기억을 끄집어내려고 분투하는 와중에 방문객들은 그의 불안에 흡수되어 그 환자를 위해서 어떤 기억이나 상상력도 발휘하려고 노력하지 않는지. "오! 이런, 생각할 게 너무 많아서 환자에게 그 이야기를 해주는 것을 깜박했네요. 게다가 그것에 대해 알고 있을 거라고 생각했어요."라고 방문객은 다른 친구에게 말한다. 어찌 그 환자가 "알고 있겠는가?" 때에 따라 이런 말을 하는 사람은 사실은 "생각 할 만한 것이" 그렇게 많지 않다. 자기 할 일이 태산 같아도 자기 마음의 한 켠에 "병자"를 위해서 해 줄 이야기로 가득한 사람들이 많이 있다.

당신의 불안에 대해서 이야기 해주라는 뜻은 아니다. 그렇게 하지 않는 편이 그와 당신을 위해서 좋다. 하지만 만약 무엇이 불안한지 이야기 했으면 무엇이 즐거운지 말해주는 것도 기억할 수 있을 것이다.

병자는 좋은 소식 듣는 것을 즐긴다. 예를 들자면 좋은 방향으로 진행되고 있는 사랑이나 연애에 관한 것들 말이다. 만약 그에게 결혼 날짜만 알려준다면 그는 이미 얼마 되지 않은 즐거움의 절반은 잃어버렸다 . 그리고 모르면 모르되 당신은 그에게 나쁘게 끝난 사랑놀음에 대해서 이야기 해줬을 것이다.

아픈 사람은 또한 어떤 것이든 좋은 소재, 혹은 긍정적인 것, 옳은 것의 실질적인 성공을 즐긴다. 그는 원칙과 계율, 그리고 이론에 관한 너무 많은 책과 소설을 가지고 있다. 그가 50번은 넘게 들었을 법한 조언으로 충고=를 하기 보다는 그에게 실질적으로 아주 성공한 자애로운 행동에 대해서 이야기 해 주어라. 이는 그에게 하루 분량의 건강을 보장하는 것이나 다름 없다.[3]

---

3 장기적인 만성 환자의 경우에는 특히 작은 동물이 환자에게 훌륭한 반려가 된다. 새장의 새는 몇 년간 같은 방에 갇혀있는 환자에게 때때로 유일한 즐거움이 된다. 만약 환자가 직접 그 동물에게 밥을 주고 씻길 수 있다면 그는 언제나 그렇게 하도록 권장한다.

당신은 사고력은 떨어지지 않았지만 할 수 있는 것들은 많이 없어진 환자가 자신이 더 이상 참여할 수 없는 좋은 현실적인 일에 대해서 듣는 것에 대한 갈구가 얼마나 큰지 모른다.

환자의 이런 것들을 관찰하라. 그들의 현재의 삶이 얼마나 실망스럽고 미완성처럼 느껴지는지 기억하라. 당신은 그들이 죽음 밖에는 탈출이 없는 비참한 실망 속에 누워 있는 것을 보면서 그에게 무슨 이야기를 해야 즐거움을, 아니면 적어도 한 시간 간의 다양함이라도 줄 수 있는지 기억해낼 수가 없는가.

그들은 당신이 울먹거리거나 자신과 함께 징징거리기를 원하지 않는다. 그들은 당신이 신선하고 활동적이며 흥미롭기를 바라지만 생각이 없기를 바라지는 않는다. 또한 그들은 그들이 보는 모든 사람들로부터 받는 충고와 설교에 지칠 대로 지쳐있다.

서로를 위해서 갓난아이와 환자 만큼 좋은 만남도 없다. 물론 이는 상대방에게 서로 해가 되지 않는 선에서 관리가 되어야 할 것이다. 이는 완전히 가능하다. 만약 "병실의 공기"가 아기에게 나쁘다고 생각한다면 이는 병자에게도 나쁘기 때문에 양쪽을 위해서 이는 고쳐져야 할 문제이다. 환자의 정신적

환경은 "갓난아이"를 봄으로써 새로운 힘을 얻는다. 그리고 아주 어린 아이는, 버릇이 없지 않다면, 서로 같이 보낸 시간이 많지 않은 경우에 대개 환자의 방식에 훌륭하게 맞춰줄 것이다.

만약 당신이 환자들이 얼마나 합리적인 고통의 이유로 얼마나 불합리적으로 고통 받는지 알았다면 이런 것들에서 좀 더 수고를 들일 것이다. 환자가 있는 병상에 아이를 누이는 것이 환자에게, 나아가서는 그의 고통에, 당신의 논리를 넘어서 더 좋은 결과를 가져온다. 좋은 소식 한 점도 이와 같다. 어쩌면 당신은 그를 "방해하는" 것이 두려울 수도 있다. 당신은 그의 현재 고통의 원인에는 위안이 없다고 말한다. 이는 완전히 타당하다. 이것의 차이점은, 그가 만약 무언가를 해야 한다면, 그를 아직은 다른 생각의 주제로 "방해"하지 말아야 한다는 것이다. 그가 하고 싶은 것을 하도록 도우라. 하지만 그가 이미 이것들을 다 했고, 다른 것을 할 수 없다면 어떤 수를 써서라도 그를 "방해"하라. 당신은 "소식"을 전달하고 "아기"를 보여줌으로써, 혹은 그에게 새로운 생각할 거리나 쳐다볼 거리를 가져다 줌으로써 합리적인 이유에서 오는 불합리한 고통을 세상의 어떤 논리에 비해서 더 효과적으로 덜어줄 수 있을 것이다.

세상 돌아가는 일에 그들의 위치가 없다는 점에서 환자는 어린이와 같다고 말하는 것은 틀리지 않다. 이제 그들의 방문객으로서 당신의 임무는 그들에게 바깥 세상은 어떻게 돌아가는지 알려줌으로써 이런 공백을 채워주는 것이다. 그렇게 하지 않으면 어떻게 알겠는가? 당신은 이런 점에서 그들이 어린이들에 비하여 신념에 대해 더 개방적이라는 사실을 알게 될 것이다. 그리고 당신은 그들이 불친절과 공감의 부족 등에서 겪는 불합리할 정도의 강한 고통이 더 넓은 세상의 일들에 대한 신선한 관심덕분에 사라지는 것을 알게 될 것이다. 하지만 그렇다면 당신은 그에게 단순한 가십거리가 아닌 진짜 흥미거리를 제공할 수 있어야만 한다.

이 세대 특유의 새로운 두 가지 부류의 환자들.
Two new classes of patients peculiar to this generation.

Note : 앞에서 언급한 것들이 현저하게 적용되지 않는, 안타깝게도 매일매일 더 특히 부유층 여성들 사이에서 흔해지고 있는 두 부류의 환자들이 있다.

1. 건강을 핑계로 아무것도 하지 않는 사람들로, 이와 동시에 아무것도 할 수 없는 것이 그들의 유일한 고민이라고 넌지시 말하는 사람들. 2. 그들 자신과 그의 친구들이 불행하게도 지성 활동이라고 부르는 쾌락을 너무 추구하다 건강이 나빠진 사람들. 나는 첫 번째 부류에게 "무위도식"하라고 흔히 조

언하는 것이나 두 번째 부류에게 너무 자주 "담력"이 있다고
감탄이 수여되는 것 만큼 유해한 것을 알지 못한다.

XIII. 환자의 관찰 OBSERVATION OF THE SICK

그가 더 나아졌는지에 대한 질문의 무슨 쓸모가 있는가?
What is the use of the question, Is he better?

"그가 더 나아졌습니까?" 만큼 어리석고 보편적인 질문도 없을 것이다. 원한다면 의료진에게 물어 보라. 하지만 당신의 그 질문에 진짜 답을 원한다면 다른 누구에게 물어볼 것인가? 당연히 평상의 방문객은 아닐 것이다. 요즘같이 간호사가 관찰을 유심히 하지 않는 때에는 간호사도 아닐 것이다. 당신이 원하는 것은 의견이 아니라 사실이다. 지속적인 의료 간병인이나 관찰을 유심하게 하는 간호사가 아니면 다른 누가 환자가 나아졌는지 아닌지에 대한 유의미한 의견을 가질 수 있겠는가?

간병인에게 줄 수 있는 가장 중요한 현실적 가르침은 무엇을 관찰할 것인지, 어떻게 관찰할 것인지, 어떤 것이 호전의 증상인지, 어떤 것이 그 반대인지, 무엇이 중요한지, 무엇이 중요하지 않은지, 무엇이 방치의 증거인지, 또 어떤 종류의 방치인지 알려주는 것이다.

이런 것들은 모두 모든 간호사를 훈련시키는 과정에서 필수적인 부분으로 한 부분을 차지해야만 한다. 지금으로서는 전문인이든 아니든 자기 환자가 나아졌는지 아닌지 구별하는 사람은 얼마나 적은지 모른다.

"나아졌습니까?"라는 너무 남용되는 이 질문에 대한 답으로 받는 정보의 애매모호함과 부정확함은 고통스럽지 않다면 터무니 없을 것이다. 이에 대한 유일한 합리적인 답은 (현재 우리가 질병에 대해 알고 있는 지식의 한도 내에서) "제가 어찌 알겠습니까? 제가 환자랑 없을 때 그가 어땠는지에 대해서는 판단할 수 없지 않습니까," 이다.

환자의 친구들과 간병인이 여기에 대해 어떻게 대답[1] 했는

---

1 진실을 말하는 것은 사람들이 흔히 생각하는 것 보다 훨씬 어렵다. 단순한 관찰의 부족과 상상력으로 구성된 복합적인 관찰의 부족이 있다. 둘 다 모두 동등하게 진실을 말하기 위한 것일 수 있다. 전자의 경우 여기에 있는 정보는 단순히 틀린 것이다. 하지만 후자의 경우는 훨씬 위험하다. 전자의 경우에는 자기 눈으로 아마도 몇 년이나 본 것에 관한 질문의 대답으로 지나치게 결함이 많은 정보를 주거나 모른다고 답한다. 그는 한 번도 관찰을 한 적이 없다. 그리고 사람들은 그를 단순히 멍청하다고 생각할 것이다.
후자는 관찰을 조금하고는 바로 상상력이 끼어들어 모든 것을 상상으로부터 묘사

지, 그리고 의사와 외과의들이 환자. 그 대답의 모든 것에 반대했을 수도 있었지만 때때로는 상냥함 때문에, 많은 경우는 부끄러워서, 그보다 더 많은 경우는 나른해서! 그렇게 하지 못한가 있는 병상 바로 옆에서 어떻게 이를 받아들였는지 몇 가지 예시를 기억할 수 있다.

"그의 장 활동은 몇 번이나 있었습니까?" "한 번 입니다." 이는 대체적으로 요강이 한 번 비워졌다는 뜻으로, 그 횟수는

하고 이를 자기가 실제로 보고 들었다고 확신한다. 혹은 그는 마치 자신에게 그러한 정보가 자신에게 전달된 것인 양 대화 전체를 복창할 것이다. 사실은 이것은 그 자신이 다른 사람에게 한 말에 불과한데도 말이다. 이런 일이 가장 흔하게 벌어진다. 이런 사람들은 자신이 관찰을 하지 않았다는 사실 조차 보지 못하고, 그들이 관찰을 하지 않았다는 사실을 잊어버렸다는 사실 조차 기억하지 못한다.

법원은 모든 사람들이 의도하기만 한다면 누구나 "오로지 진실만을 말할" 수 있다고 생각한다. "오로지 진실"만을 말하기 위해서는 관찰과 기억으로 구성된 여러 능력이 합쳐져야만 한다.

"저도 제가 거짓말을 한다는 것을 압니다. 하지만 선생님, 믿어주세요. 저는 다른 사람이 집어내지 않으면 제가 거짓을 말한다는 사실을 모릅니다,"라는 말을 실제로 들었다. 이는 역시 대부분의 사람들이 생각하지도 못하는 확장된 적용 중에 하나이다.

관찰이 없이 상상으로만 말하는 사람을 많이 대해본 사람이라면 잘 알겠지만, 최종 증거로 종종 제시되는 증언의 일치는 한 사람이 여러 명에게 이야기를 퍼뜨리고 다녔다는 증거 외에는 아무것도 아닐 지도 모른다.

나는 13명의 사람이 한 번도 침대 밖을 나간 적도 없는 14번째 사람이 매일 아친 7시에 멀리 떨어진 성당을 다녔다고 의견을 "일치"하는 것을 들은 적이 있다.

나는 사람들이 진실된 마음으로 한 번도 거기서 밥을 먹은 적이 없는 어떤 남성이 매일 자기가 사는 집에 저녁을 먹으러 왔다고 믿는 경우도 보았다. 성찬식에서 적어도 두 번은 자기 옆에 무릎을 꿇은 적이 있는 사람을 두고도 한 번도 성찬을 받은 적이 없다고 믿는 것도 보았다. 6주 동안 병원에서 매일 하루에 3~5끼를 제공받았으면서도 하루에 한 끼밖에 받지 않았다고 믿는 경우도 보았다. 이런 사례들은 필요하다면 무한정 늘어날 수도 있다.

아마도 일곱여덟 번은 될 것이다.

"환자가 6주 전에 비해서 많이 약해진 것 같습니까?" "아니요. 환자가 일어나서 옷을 갈아입은 지 꽤 되었는데 이제는 방의 건너편으로도 갈 수 있게 되었습니다." 이 말은 간병인이 환자가 6주 전에는 침대에 앉아서 뭔가를 하고 있었는데 반해 지금은 누워서 아무것도 하고 있지 않는 점을 관찰하지 못했다는 뜻이다. 환자는 "방 건너편으로 갈수는" 있겠지만, 5초도 서있지 못하는 것을 관찰하지 못했다는 뜻이다.

다른 환자의 경우에는 잘 먹고, 느리지만 꾸준히 열병으로부터 회복하고 있지만 아직 걷거나 서지 못하는 때에 의사에게 아무 진전이 없는 것으로 대변되기도 한다.

유도심문은 무용지물이고 잘못 인도한다.
Leading questions useless or misleading

환자의 현재상황(그렇지만 너무 개괄적인)이나 환자에 대하여 하는 질문들 역시 질문을 받은 사람이 모든 정보를 가지고 있어도 그 정보를 제공해주지 못한다. 그런 질문들은 대개 유도심문이다. 그리고 사람들이 절대로 이 질문에 대한 대답이 무엇일지 생각해보지 않는 것은 특이한 점이다. 예컨대, "잠은 잘 주무셨나요?"라고 물었다고 보자. 이제 한 환자는 그가 10시간을 한 번도 깨지 않고 자지 못했기 때문에 잘 자지 못했다고 생각할 것이다. 다른 환자는 가끔 존 것으로 충분히 잘 잤다고 생각한다. 두 환자에게서 실제로 이런 질문에 대하여 똑같은 답을 받았는데, 그 중 한 사람은 5일간 24시간 내내 한 번도 잠을 자지 못하여 그로 인해 사망한 반면, 다른 사람은 평소처럼 한 번도 깨지 않고 자지 못하였다. 어째서 ~씨는 잠을 몇 시간이나 주무셨습니까? 밤에 몇 시에 잠이 듭니까?[2] 와 같은 질문을 하지 못하는가? 몇 시간 잠을 잔 사람이 한 숨도 자지 못한 사람만큼 자주 "밤에 눈도 못 감을 정도로 잠을 자지 못했어요."라고 대답하는 일은 줄어들 것이다. 의도했든 의도하지 않았던 하는 거짓말은 유도심문에서보다 정확한 질문에서 더 적게 일어난다. 다른 흔한 오류는 어떤 원인이 아직 존재하는지 물은 후, 다양한 다른 원인에 의해서 발생했을 수 있는 효과가 아직 남아있는지 물어보지 않는 것이다. 예를 들면 어젯밤에 길거리가 시끄러웠는지 물어본다고 하자. 그리고 만약 소음이 없었다면 다른 수고 없이 환자는 전날 잘 잤다고 보고를 한다. 환자들은 이런 종류의 유도

---

2 이로써 어떤 치료법을 쓸 것인지 정해야 하기 때문에 이것은 중요하다. 만약 환자가 밤에 두세 시간 일찍 잠이 들고는 더 잠을 자지 않는 경우에, 십중팔구 환자가 원하는 것은 수면제가 아니라 음식이나 강장제, 혹은 단지 온기일 뿐일 수 있다. 다른 한편, 그가 가만히 있지 못하고 밤새 깨어있고, 아침에는 나른하다면 그는 아마도 고요, 냉기, 약, 가벼운 식단, 혹은 이 네 가지 모두를 동반한 진정을 원하는 것이다. 의사가 이런 것을 듣지 않는다면 어떻게 뭘 줘야 하는지 정할 수 있겠는가?

심문에 당황하여 이가 완전히 호도될 수 있음에도 주어진 질문에 대한 답만 줄 뿐이다. 환자의 수줍음은 거의 감안하지 않는다.

대엿 개의 예리한 질문으로 전체 케이스를 끌어내고, 또, 환자가 어디에 위치해 있는지 정확하게 알고 보고할 수 있는 사람은 얼마나 적은가.

정확하지 않은 정보를 얻는 방법들.
Means of obtaining inaccurate information.

언제나 각 환자의 검사를 "어디가 아픈지 손을 짚어 보세요"라고 시작하는 진료소와 병원 경험이 많은 아주 영리한 의사를 하나 알고 있다. 그 사람은 절대로 간병인과 환자로부터 부정확한 정보를 모으는 데 시간을 허비하지 않는다. 유도심문은 언제나 부정확한 정보로 이어진다.

최근 있었던 재판에서 9명의 유명한 의사들에게 다음과 같은 유도심문이 차례로 있었다. "이러한 증상이 독약이 아닌 다른 것에도 나타날 수 있습니까?" 그 9명 중 여덟이 무조건 "아니요!"라고 대답했다. 반대 심문을 통해서 다음과 같은 사실이 밝혀졌다. 1. 그들 중 어느 누구도 사건에서 추정된 중독과 같은 케이스를 본 적이 없다. 2. 그들 중 누구도 독이 아

니라면 원인이 될 수 있는 질병 케이스를 본 적이 없다. 3. 그
들 중 누구도 그 질병의 주된 사실과 사망에 이르게 될 수 있
는 조건에 대하여 인지하지 못하고 있었다.

이보다 유도심문이 얼마나 쓸모가 있는지, 그리고 이가 어
떤 결과를 초래하는지 잘 보여주는 사례는 없을 것이다.

이러한 유도심문 시스템 때문에 환자들이 사망하고, 간병
인들이 각 케이스의 주요한 특징에 대해서 잘 인지하지 못한
사례들을 내가 얼마나 많이 아는지는 굳이 말하지 않겠다.

환자가 음식을 섭취하고 섭취하지 않음에 관하여.
As to food patient takes or does not take.

사람들이 부정확한 정보를 얻는 데 특별한 재주가 있다는 세
세한 이야기는, 잠을 제외하고는, 하나하나 할 필요가 없다.
음식을 예로 들자면, 내 생각에 가장 흔한 질문은 식욕이 어
떠하냐고 묻는 것인데, 이는 질문자가 질문을 받은 사람에게
사실은 아무 문제가 없다고 생각해서 (그리고 많은 경우 그러
하다) 하는 질문일 수밖에 없다. 하지만 환자에게 문제가 있
다면, 앞서 내가 잠에 대해서 언급한 것과 같은 주장은 그대
로 적용된다. 하루에 2온스의 고형 음식도 먹을 수 없는 환자
나 평소와 같이 5끼 모두를 즐기지 못하는 환자나 종종 같은

답을 줄 것이다.

다시, 소화는 잘 되는지 여부가 진짜 의미인 때에 사람들은 종종 식욕은 어떠하냐고 묻는다. 이 둘이 물론 서로 의존 관계에 있기는 하다. 하지만 이 둘은 상당히 다르다. 많은 환자들이 "식욕을 유도하면" 잘 먹을 수 있다. 문제는 그가 먹고 싶은 음식을 주지 않은 것이다. 하지만 많은 다른 환자들이 포도를 먹든 순무를 먹든 별로 상관하지 않는다. 모든 것이 똑같이 입에 맞지 않기 때문이다. 그는 자신에게 도움이 되는 음식을 먹으려고 노력한다. 하지만 모든 음식이 "그를 악화시킨다". 이런 경우 문제는 조리방법에 있다. 이 경우 필요한 것은 그의 "식욕"을 "유도"하는 것이 아니라 그의 소화기관에 고생을 덜어주는 것이다. 좋은 환자식은 환자가 해야 하는 소화활동의 절반은 대신해준다.

같은 결과, 즉 환자가 서서히 영양실조 죽어가는 결과를 낳는 4가지의 원인이 있다.

1. 조리의 문제
2. 식단 선택의 문제
3. 섭식 시간 선택의 문제
4. 환자의 식욕 문제

하지만 이 모든 것들이 대체적으로 환자에게 "식욕이 없다"는 광범위한 한 마디로 이해된다.

원인만큼 치료법은 다양하기 때문에 철저한 구분을 함으로써 더 많은 생명을 살릴 수 있을 것임은 명백하다. 첫 번째 문제에서는 조리법을 개선시키면 해결된다. 두 번째에서는 다른 종류의 음식을 선택하면 된다. 세 번째에서는 환자가 어느 시간대에 음식을 필요로 하는지 지켜보면 된다. 마지막으로는 좋아하는 음식을, 가끔은 예상치 못한 때에, 주면 된다. 하지만 이 중 어떤 해결법도 이에 해당하는 문제가 아니라면 아무 효과가 없을 것이다.

환자들은 전반적으로 이런 것들을 직접 관측하기에는 너무 기력이 없거나 말하기 수줍어 한다는 사실을 반복해서 말할 필요가 있다. 그리고 그들이 직접 그러한 관찰을 하는 것은 자기 자신에게로 주의를 돌리게 만들므로 좋다고 할 수도 없다.

재차 말하지만 간호사와 친구들이 곁에서 이런 것들에 관해 주목하지 않아 환자가 이렇게 해야 하면[3] 그들이 있는 이

---

3 흔히들 간병인은 환자의 신체적 노고를 덜어주기 위해서 있는 것이라고 생각한다. 하지만 나는 간호사는 혼자의 생각에 빠지는 것을 막기 위해서 있는 것이라고 주장한다. 그리고 나는 만약 환자가 자기 자신에 관해서는 아무 생각도 하지 않고 모든 신체적 노력은 해야 한다면 이는 무한하게 이득이라고 확신한다. 개인 집에

유는 뭔가?

설사에 관하여
As to diarrhoea

또, 가끔 설사가 있었나요?라고 질문을 하기도 한다. 그러면 콜레라와 합병증상이 있는 거든, 원인이 제거만 되면 바로 멈출 사소한 경솔함에 의해 발생한 사소한 정도이든, 아니면 단순히 장의 이완에서 발생한 것으로 전혀 설사가 아닌 경우이든 답은 언제나 똑같다.

이런 종류에 대해 여러 사례를 드는 것은 무용지물이다. 지금처럼 관찰이 전혀 함양되지 않은 한, 나는 의사가 환자의 친구들을 보지 않는 편이 더 낫다고 생각한다. 그들은 의사들을 생각보다 더 자주 호도할 수 있다. 그리고 그들은 자주 환자를 실제보다 더 나쁘거나 더 좋다고 잘못 보고한다.

유아의 경우, 모든 것은 간호사나 보고할 의무가 있는 모친의 정확한 관찰에 의존한다. 그리고 이 정확도는 얼마나 드물게 이행되는지 모른다.

서는 이와 반대의 경우가 대부분이다. 병원에서는 잘 관리된 시설의 규칙대로 불안을 경감해주는데, 이는 환자에게 매우 도움이 되는 효과가 있다.

온전하고 준비된 관찰력을 기르는 방법들.
Means of cultivating sound and ready observation.

어리석은 짓으로만 유명한 사람이지만, 어떤 유명한 남성이 우리에게 말한 적 있는데, 그의 아들의 교육법의 주된 목표들 중 하나는 정확한 관찰을 언제라도 할 수 있는 습관, 확실한 지각능력이라고 하며 이런 목적을 달성하기 위한 방법 중에 하나는 다음과 같은 과정을 한달 동안 밟았다고 한다. 아들과 함께 장난감가게를 빠르게 지나쳐 갔다. 그러고는 아버지와 아들은 서로 창문 밖에서 본 물체들을 가능한 한 많이, 종이와 연필을 사용해 적어가면서, 설명하였다. 그 후에는 되돌아가서 그들이 얼마나 정확했는지 확인하였다. 아들은 언제나 아버지가 30개의 물체를 설명하면 40개를 하는 등 그의 부친보다 더 성공적이었다고 하며, 거의 실수를 하지 않았다고 한다.

나는 이런 교육 방편이 더 고위의 물체를 대상으로 한다면 얼마나 현명할까 종종 생각한다. 그리고 우리 간호사의 소명에서 이런 것은 그 자체로 필수적이다. 왜냐하면 준비되고 정확한 관찰의 습관 자체가 유능한 간호사를 만드는 것은 아니지만, 이것 없이는 아무리 헌신이 있어도 소용이 없기 때문이라고 나는 틀림없이 말할 수 있다.

나는 여러 병실에 책임을 지는 간호사를 알고 있었는데, 그는 머리 속에 각 환자가 스스로 마련해도 되는 식단의 세세한 종류들을 모두 담고 있었을 뿐만 아니라, 각 환자가 매일 어떤 음식을 먹었는지도 정확하게 기억하고 있었다. 나는 환자 하나만 돌보는 간호사도 알고 있었는데, 그는 매일 환자가 손도 대지 않은 음식을 내갔지만 한번도 그 사실을 눈치채지 못했다.

만약 그런 것들을 종이와 연필로 노트하는 것이 도움이 된다면 얼마든지 하라. 이렇게 하는 것이 기억력과 관찰력을 강화하기 보다는 저하한다고 생각은 한다. 하지만 어떤 방법으로든 관찰 습관을 기를 수 없다면, 간호사는 당신의 천직이 아니므로 얼마나 당신이 친절하고 염려가 많은지 상관없이 간호사의 꿈을 그만두는 것이 좋다.

당신은 적어도 1온스의 고형 음식이나 액체가 얼마 정도인지 눈으로 보고 판단할 수 있도록 훈련할 수 있어야 한다. 이렇게 하는 것이 당신의 관찰력과 기억력에 도움이 되고, "B는 하루 종일 아무것도 먹지 않았다,"라든가 "A는 평소와 같이 저녁을 먹었다"라고 하지 않고 "A는 오늘 1온스 정도의 고기를 섭취했다"나 "B는 24시간 동안 1/4 파인트의 쇠고기 차를 3번 섭취했다"라고 말하게 될 것이다.

온전하고 준비된 관찰은 간호사에게 있어서 필수적이다.
Sound and ready observation essential in a nurse.

나는 마치 계량컵을 사용하는 것 마냥 환자가 마셔야 하는 약 술과 약을 눈으로 보고 절대로 틀리는 법 없이 계량하는 아주 옛날식 병원의 "자매님들" 몇을 알고 있다. 자기 스스로 완전히 확신하지 않으면 나는 이를 추천하지 않는다. 이것을 언급하는 이유는 단지 만약 간호사가 눈으로 보고 계량하는 법을 연습할 수 있다면 그 간호사는 당연히 환자가 얼마나 (온스 단위로) 음식을 섭취했는지 눈으로 측량하지 못할 이유가 없다는 점을 말하고 싶어서이다.[4] 병원에서 각 환자에게 음식

---

4 [English women have great capacity of , but little practice in close observation.]
영국 여성들은 정밀한 관찰을 할 능력이 있지만 거의 하지 않는다.
이것은 너무 광범위한 주장이고, 모순같이 들릴 것이다. 하지만 내가 생각하기에 잉글랜드의 여성들은 특별히 관찰 훈련을 받을 재능이 충분히 있음에도 불구하고, 그에 비하여 준비되고 온전한 관찰이 부족한 나라도 없을 것이다. 프랑스나 아일랜드 여성은 너무 짧게 관찰을 해서 온전한 관찰자가 되기 어렵다. 독일인은 항상 너무 느리기 때문에 영국 여성들처럼 항상 준비가 되어있기 어렵다. 그러나 영국 여성들은 남성들이 하는 비난, 즉 영국 여성의 손재주, 노련하고 꾸준한 관찰이 부족지만 않으면 그 능력은 똑같이 믿어서는 안 된다. 의견을 너무 받아들인다. 여성들이 고용된 다른 나라 (당연히 영국 여성들에 비해서 평균 지능이 더 높지 않은), 즉 여성이 하는 일도 남성에게 분배되는 (남성과 여성이 해야 하는 "임무들"을 이론으로 갑론을박하지 않는) 나라에서 말하기를 그들은 남성보다 여성이 더 정확하고, 조심스러우며, 예기치 않은 실수를 덜 발생시키기 때문에 여성이 한 업무를 더 선호한다고 말한다.
영국 여성들도 이것을 이룰 특수한 능력이 있다.
내가 어렸을 때 여자아이 둘에게 "자기 방에서 탄산암모늄 병"을 가져오도록 시킨 사람의 사고에 대한 이야기를 들은 기억이 있다. "매리는 꼼짝도 않았어요," "패니는 달려가 내 방에 있지도 않고, 탄산암모늄도 아닌 병을 가지고 왔습니다"라고 하였다.

을 분배하는 사람은 무게를 굳이 재지 않고도 고기를 12온스이든 6온스이든 충분히 정확하게 분배한다. 하지만 간호사는 종종 모든 음식이 혐오스럽고 나아질 의욕이 없는 환자를 배정받을 것이다. 그들은 접시 위에 음식을 뒤적거리고 컵에 스푼을 꽂아 마치 먹은 것처럼 간호사를 속이고 간호사는 자기가 가져왔던 것과 똑같은 양의 음식이 남아 있다는 사실을 보지 못한 채 음식을 치울 것이다. 그리고는 의사에게 환자가 평소와 같이 그의 식단을 모두 소화했다고 말할 것이다. 사실은 환자식을 평소와 같이 치웠다고 말해야 하는 것임에도 불구하고.

이게 대체 무슨 간호사인가?

이런 이야기가 모든 사람들 삶에 계속 이어진다. 한 여성에게 창가 테이블에 놓여 있는 큰 빨간색 양장본 책 한 권을 가져와 달라고 부탁하면 그는 난롯가 선반에 놓여있던 판지 표지의 갈색 책 5권을 가져온다던가 하는 것이다. 그리고 이는 그에게 관찰력이 조금이라도 있다면 한 달 동안 매일 "방을 정리"하여 그 책이 같은 자리에 한 달 동안 놓여 있는 것을 매일 관찰했음에도 있는 일이다.

긴급한 상황이 발생하는 경우에는 습관적인 관찰이 더 필수적이다. 만약 "패니"가 매일 "이모의 방"에 있을 때 "탄산암모늄 병"이 있는 것을 관찰했다면 그는 아마도 그것이 급하게 필요했을 때 찾을 수 있었을 가능성이 더 높다.

이러한 부주의함의 실수에는 두 가지 이유가 있다. 1. 항상 준비된 주의가 부족함. 요청의 일부만 들은 것이다. 2. 관찰의 습관이 부족함.

간호사들에게 한 마디 더하자면, 언제나 같은 물건을 같은 자리에 놓도록 유의하라. 언제 갑자기 급하게 어떤 것을 찾아야 할 때, 만약 그 물건이 항상 같은 자리에 있다고 기억에 습관을 들이지 않으면 다급함에 스스로 그것을 어디에 두었는지 기억을 못 할 수도 있다.

폭발적인 성정과 축적하는 성정의 차이점.
Difference of excitable and accumulative temperaments.

간호사들에게 한 마디 더하자면, 언제나 같은 물건을 같은 자리에 놓도록 유의하라. 언제 갑자기 급하게 어떤 것을 찾아야 할 때, 만약 그 물건이 항상 같은 자리에 있다고 기억에 습관을 들이지 않으면 다급함에 스스로 그것을 어디에 두었는지 기억을 못할 수도 있다.

  간호사들이 관찰을 함에 있어서 쉽게 빠트리는 다른 점으로 주의를 돌리고자 한다. 환자 중에서 흥분을 쉽게 하는 성정과 내가 축적하는 성정이라고 부르는 환자에는 뚜렷한 차이가 있다. 하나는 어떤 충격이나 불안을 겪으면 순간적으로 폭발하고 매우 편안하게 잠이 든다. 다른 하나는 같은 충격을 받아도 침착해 보이고 심지어는 무기력해 보여 사람들이 "그는 거의 아무것도 느끼지 못했습니다"라고 말한다. 하지만 그 후에 그 환자는 서서히 쇠약해지는 것을 보게 될 것이다. 이는 진정제나 연하제의 작용에 대해서도 그대로 적용된다. 한 쪽에는 이의 효과가 바로 나타나지만 다른 한 쪽에는 24시간 내에도 나타나지 않을 수 있다. 여행, 방문, 아니면 익숙하지 않은 노고에서 한 쪽은 바로 영향을 보이지만 바로 회복한다. 다른 한 쪽은 얼핏 보기에 당시에는 잘 참는 것으로는 보이나 그로 인해 사망하거나 평생 마비가 오는 경우도 있다. 사람들은 폭발적인 성향의 사람들이 관리하기가 힘들다고 말한다. 나는 축척하는 성향의 사람들이야 말로 얼마나 더 어려운지 모른다고 말한다. 전자와는 충분히 예상할 수 있는 폭발이 있고 그 후에는 잠잠해진다. 후자와는 당신이 어디에 위치해 있는지 모른다. 그리고 언제 그 결과가 나타날지도 전혀 모른다. 그리고 무엇의 결과가 무엇일지 알기 위해서는 정밀한 관찰이 필요하고, 왜냐하면 앞에 있었던 일 직후에 결과가 나타나는 것이 전혀 아니기 때문에, 성긴 관찰을 한 경우 그 결과는 완전히 그 관찰의 잘못이 된다.

미신은 불충분한 관찰의 결과물이다.
Superstition the fruit of bad observation.

거의 모든 미신은 불충분한 관찰과 인과관계의 혼동에 의한 것이다. 그리고 관찰을 잘 못하는 사람은 거의 모두 미신적이다. 농부들은 가축의 질병을 마술 때문이라고 생각했었고, 사람들은 까치 한 마리를 보면 결혼을 하고 세 마리를 보면 장례식을 치른다는 생각을 했었다. 나는 가장 고급 교육을 받았다는 요즘 사람들이 이와 비슷하게 환자들의 결과에 대해서 예상하는 경우를 들었다.

질병의 골상은 얼굴에 거의 나타나지 않는다.
Physiognomy of disease little shewn by the face.

또 다른 지적 : 건강과 마찬가지로 질병의 골상이 분명히 존재하기는 한다. 그러나 그럼에도 불구하고 얼굴은 아마도 몸 전체 중에서 평범한 관찰자나 일상적인 방문객이 보기에는 증상이 제일 적게 나타나는 부분일 것이다. 이것의 이유는 얼굴은 몸의 전체 부위 중 건강 외에도 다른 요소에 제일 많이 노출되는 곳이기 때문이다. 그리고 사람들은 절대로 그리고 거의 전혀 노출이나 원기 왕성한 건강, 부드러운 피부, 충혈이 잘 되는 경향, 홍조 등을 구분하는 법을 알 수 있을 정도로 충분히 관찰하지 않는다. 재차, 얼굴은 쇠약해짐을 나타내는 마지막 부위이다. 살이나 색깔, 혈액 순환 등에 있어서는 손이 얼굴보다 더 테스트하기에 좋은 대상이라고 해야 할 것이다. 어떤 질병은 얼굴, 즉 뇌에 큰 문제가 있는 경우에는 동공에서 나타나기 때문에서 눈이나 혀로 알 수 있는 경우가 있는 것은 사실이다. 하지만 여기에서는 그런 세밀한 관찰이 아닌 일상적인 관찰을 말한다. 그리고 섬세한 관찰자들은 환자가 좋아 보인다, 아파 보인다, 혹은 낫거나 나빠 보인다라는 반복되는 말을 함으로써 진실보다 더 많은 거짓이 전달된다고 말하기를 서슴지 않을 것이다.

사람들이 최소한의, 혹은 종종 아무 관찰도, 혹은 조금의 관찰을 하고는 그에 의거하여 행동하는 것, 세상의 경험에 비추어 보면 완전히 거짓이라고 표명했을 것을 보면 놀랍다.

나는 알려진 중에 가장 오랫동안 지속되고 고통스러운 질병 때문에 고통과 탈진, 수면부족에 죽어가는 환자들이 죽기 며칠 전까지도 단지 볼에 건강한 혈색뿐만 아니라 원기 왕성한 어린이의 울긋불긋한 외양을 유지한 경우를 알고 있다. 그리고 이 불쌍한 생명체들은 몇 번이고 "건강해 보여서 다행입니다," "90살까지 충분히 사시겠어요," "운동을 좀 더 하고 휴식을 취하는 건 어때요" 나 그 외 우리가 이미 익숙해진 다른 흔한 말들로 괴로움을 받았다.

당연히 질병에 의한 외양의 변화는 있다. 간호사들이 이를 배우도록 하라.

경험 있는 간호사라면 신체의 기능저하의 반응으로 나타나는 얼굴의 울긋불긋함을 보고 그 사람이 전날 밤에 수면제를 복용했다는 사실을 항상 알 수 있다. 경험이 없으면 그러한 상태를 보고 건강의 증명이라고 가리킬 것이다.

졸도에 있어서도 얼굴색이 거무죽죽해지지 않으면 변하지 않는다. 물론 다른 종류의 졸도에서는 얼굴이 창백해지는 경우도 있다.

하지만 간호사들은 이를 잘 구별하지 못한다. 그들은 움직이기에도 정신이 혼미한 환자가 창백하거나 환자에게는 운좋게도 기도의 근육이 문제가 있어서 목소리가 나오지 않는한 그에게 조금의 양심의 가책도 없이 말을 건다.

그럼에도 이 두 종류의 졸도는 단지 환자의 안색만으로도완벽하게 구분 가능하다.

환자의 특이점들
Peculiarities of the patients.

이제, 간호사는 각 환자들의 특이점을 구별해야 한다. 어떤환자는 자신의 고통을 혼자 감내하기를 원하고 최대한 적게보살핌을 받았으면 한다. 다른 환자는 끊임없이 중시해주기를 바라고 불쌍히 생각해 줬으면 하고 누군가 항상 그의 곁에있기를 바란다. 이러한 특이점은 관찰을 잘 하여 지금보다 더충족될 수 있다. 왜냐하면 바쁜 간병인이 전자와 같이 "내버려두는 것" 외에는 바라는 것이 없는 환자에게 강요되기도 하고 후자의 경우에는 스스로 버림받았다고 생각하도록 내버려둬 지기 때문이다.

간호사는 환자가 자기 스스로 말해주지 않을 것이기 때문에 그가 약해지는 것을 직접 관찰해야 한다.
Nurse must observe for herself increase of patient's weakness, patient will not tell her.

이제, 내가 생각하기에 장기적으로 불치병에 시달리는 환자에게 강제되는 몇 가지 중에 이렇게 하지 않으면 보지 않을 간호사에게 정보를 주기 위해서 때때로 수기로 한 달이나 일년 전에는 할 수 있었지만 지금은 할 수 없는 이것저것을 작성해야 하는 필요성 만큼 지나치게 강요되는 것이 없다고 생각한다. 간호사가 직접 이것을 볼 수 없다면 거기에 있는 이유는 무엇인가? 하지만 나는 사람들, 주로 돈과 지위가 줄 수 있는 모든 것을 돈과 지위로 입수할 수 있는 사람들 사이에서 다른 것보다 간병인들의 관찰이 부족하여 발생하는 사고가 (느리든 빠르든 치명적인) 더 많은 것을 알게 되었다. 왜냐하면 환자는 한 달 전에는 온수 목욕 후 욕조에서 직접 나올 수 있었고, 일주일 전에는 하인을 부르는 종이 있는 곳 까지 걸어갈 수 있었기 때문에 간병인은 환자가 지금도 그렇게 할 수 있다고 결론을 짓는다. 그는 변화를 전혀 관찰하지 못했다. 그래서 환자는 다른 누군가가 우연히 들어오기 전까지는 속수무책으로 탈진한 상태로 방치되어 사망하게 된다. 그리고 이는 예상치 못한 뇌졸중이나 마비, 졸도 발작(이런 것들도 적어도 지금보다 관찰만 더 했더라면 좀 더 예상할 수 있을 것이지만)에 의한 것이 아니다. 아니, 예상치 못한 것이나 예상치 못한 것이 아니라 예상할 수 있었고, 불가피하고, 눈에 보이며, 계산 가능하고 끊임없는 건강의 약화에 의한 것이나 관찰을 못해서는 안 되는 것들이다.

간호사의 부주의함으로 발생하는 사고들.
Accidents arising from the nurse's want of observation.

평상시에는 침대에 붙들려 있지 않은 환자들이 설사나 구토, 혹은 다른 사고로 인해 침대에 며칠 간 누워지내야 하는 경우가 있다. 그 후 처음으로 일어나면 간호사는 그를 따라가지 않고 혼자 다른 방으로 가도록 하고 몇 분 후 그를 돌보러 들어간다. 간호사는 환자가 거의 확실히 졸도하거나 춥거나 다른 무언가가 부족하다는 생각이 들지 않는다. 간호사는 환자가 일일이 간섭 받는 것을 싫어했다고 핑계를 댄다. 그래, 그렇게 몇 주전에는 말했을 것이다. 하지만 그는 지금 당장의 상태에서 "간섭 받는 것"이 싫다고 전혀 말하지 않았다. 그리고 그가 그렇게 말했다 하더라도 어떤 핑계를 대서라도 그를 따라 들어갔어야 했다. 일반적으로 알려져 있는 것보다 이런 식으로 환자를 잃은 경우가 많이 있다. 즉, 일어난 직후에 졸도한 상태나 추운 상태, 혹은 배가 고픈 채로 한두 시간 혼자 방치되어 병이 재발한 것이다.

관찰능력이 점점 쇠퇴하고 있는가?
Is the faculty of observing on the decline?

관찰력의 성장이 거의 이루어지지 않고 있는 것으로 보인다. 병리학 질병에 의해 발생하는 인간 신체의 마지막 변화를 가르치는 과학에 대한 지식은 엄청나게 늘어났지만 이런 과정에서 변화의 징후를 관찰하는 기술은 전혀 그런 늘지 않았다. 아니면 의학에서 필수적인 부분인 관찰이 쇠퇴하고 있는 것은 아닌지 두려워해야 하는 것 아닌가?

　우리 중 누가 간호사, 환자의 친구, 아니면 의료계에 있는 친구 어떤 누구로부터든 50번 정도는 다음과 같은 말을 들은 적이 없는가. "A의 상태가 더 나빠졌습니다 혹은 B는 죽었습니다. 그를 겨우 며칠 전에 봤는데 말이에요. 훨씬 나아졌다고 생각했습니다. 그를 본 누구라도 겉으로 보기에는 그런 급격한 변화를 예상하지 못했을 거예요." 나는 한번도, 이렇게 말하는 것이 더 당연한 일이라고 생각할 것임에도, "내가 잘 보기만 했다면 눈치챘을 징후가 있었을 겁니다. 무엇이 있었는지 기억하도록 노력해서 다른 때에는 잘 관찰해 내도록 하겠어요"라고 말하는 것을 들은 적이 없다. 사람들이 이런 말을 하는 경우는 없다. 그들은 관찰할 게 없었고 관찰에 문제는 없었다고 당당하게 주장한다.

환자와 사망을 관찰해야 하는 사람들이 환자의 병의 재발, 발병, 혹은 사망 전 모습을 그들의 관찰을 통해 되돌아 보고 명심하도록 하고 그런 징조가 없었거나 그런 결과에 맞는 징조가 아니었다고 주장하지 않도록 하라.[5]

일반적 건강상태의 관찰.
Observation of general conditions.

단지,혹은 주로 손에 잡히고 영구적인 장기의 변화만 관찰하는 의사와 같은 경우에는 관찰을 전혀 하지 않는 사람과 똑같이 틀린 결과에 대한 의견을 가지게 된다. 예를 들어 다리가 부러졌다고 하자. 외과의는 이를 한 번만 보는 것으로 알 수 있다. 아침에 보든 전날 저녁에 봤든 크게 다르지 않을 것이다. 부러진 다리가 다시 붙기 전까지는 환자의 상태가 어떻고 어떻게 되든 상관없이 다리가 부러진 채로 있을 것이다. 많은

---

5 [Approach of death, paleness by no means an invariable effect, as we find in novels.]
   소설에서 보는 것처럼 창백해진다고 하여 틀림없이 죽음이 다가오는 것은 아니다.
   아주 소수의 사람들이 인간의 얼굴이 급격한 죽음의 특정한 형태의 갑작스러운 죽음에 이르렀을 때 보이는 여러 측면들을 볼 기회를 가진다. 이는 그렇게 유용하지는 않은 지식이지만 여기서는 내가 말하는 것의 가장 놀랄만한 사례이므로 언급하도록 한다. 신경질적 성정에서는 얼굴이 창백해진다 (이는 유일하게 인정된 영향이다). 다혈질의 성정에서는 보랏빛이 된다. 담즙성 성정에서는 노란색, 그리고 여러 가시 빛깔이 얼룩덜룩하게 나타난다. 창백함은 공포나 질병, 그 외의 모든 인간에게 가해지는 급격한 변화를 표시하는 유일한 것으로 일반적으로 여겨진다. 이보다 더 잘못된 관측은 없을 것이다. 물론, 이는 소설 속에서 관습적으로 인정되는 상징적 색깔이기는 하지만, 그 밖에는 그렇지 않다.

장기기관의 병도 마찬가지이다. 경험 많은 의사는 맥을 한 번만 짚어보고도 그 사람이 언젠가 동맥류로 사망할 것이라는 사실을 안다.

하지만 많은 케이스는 서로 똑같은 같은 것이 없다. 결론에 관한 옳은 의견을 형성하는 힘은 전적으로 그 환자가 어떤 상태에서 사는 지에 대한 질문에 달려있다. 큰 도시의 복잡한 사회에서 죽음은, 많은 경험이 있는 사람이라면 모두 아는 것이지만, 한 가지 장기에 대한 질병에 의해서만 발생하는 경우는 매우 적고, 많은 질병 끝에 고갈의 총계가 생성되어 죽음에 이르기에 충분해 지는 경우가 더 많다. 아무개 씨는 장기에 질병이 없으므로 아주 오랫동안 살지 못할 이유가 없다 같이 너무 자주 들리는 의견만큼 터무니 없고 호도하는 것도 없다. 가끔은 고요와 좋은 음식, 깨끗한 공기 등등이 제공된다는 가정 하에 같은 조건이 달리기도 하고 달리지 않기도 한다. 무지한 사람들은 뒤에 붙은 조건을 빼놓고 그 의견을 재창한다. 혹은 그 조건을 갖출 기회가 전혀 없기도 하다. 그리하여 전체 중에 제일 필수적인 부분이 효과를 발휘하지 못한다. 나는 응당하게 저명한 의사가 환자의 친구들에게 회복을 확신하는 것을 들은 적이 있다. 이는 왜인가? 그 의사는 환자가 몇 년 동안이나 따라야 하는 방침을 세세하게 처방해주었

기 때문이다. 그리고 환자가 조금이라도 바꿀 수 없는[6] 방침

6 나는 한 남성이 의도적으로 그리고 계속해서 탈구를 반복하여 계속해서 외과의들
   이 데리고 있으면서 돌본 경우와 다른 남성은 장기에 어떤 변화도 탐지할 수 없기
   때문에 아무 문제도 없다고 판명되었지만 그 주 안에 사망한 경우와 같은 두 케이
   스를 알고 있다. 이 두 경우 모두 간호사가 정확하게 관찰하여 의사에게 이를 지적
   해서 하나는 사기를 유지하는 것을 방지했고 다른 하나는 실제로 죽어가는 상태
   에서 퇴원하는 것을 방지 했다.

더 나아가자면, 장기의 변화에 의한 질병이 아니라 신체 기능의 약하고 불규칙적
인 활동을 기원으로 하여 발생한 질병의 경우에는 의사가 하루에 한 번, 매일 비
슷한 시간에만 보고 실제 상태보다 부정적인 견해를 갖지 않는다면 놀라운 우연
일 것이다. 정오에 환자가 빛과 공기, 차와 쇠고기 차, 브랜디, 발에 보온병, 목욕
과 깨끗한 베갯잇으로 상쾌한 상태라면 그가 그날 아침 빠른 조세동과 부은 눈, 짧
은 숨, 차가운 팔다리, 떨리는 손으로 침대에 누워 있던 사람과 동일인물이라고 믿
기 어려울 것이다. 이제 간호사는 이런 경우에 무엇을 해야 하는가? "세상에, 의사
선생님, 왜 그가 밤새 죽을 거라고 생각했나요?"라고 소리 높이는 것은 아니다. 그
것이 사실이기는 하지만 이것은 사실요건에 대해서 알았더라면 더 판단을 잘 내릴
수 있는 의사에게 진실을 각인시키는 방법이 아니다. 그가 원하는 것은 당신의 얼
마나 존중해서 전달하든 의견이 아니라, 당신이 가지고 있는 사실 정보이다. 모든
질병에서 이것은 중요하지만 명확하고 고정된 과정으로 진행되는 것이 아닌 질병
에서는 간호사만이 관찰할 수 있는 사실을 정확하게 관측하고 의사에게 정확하게
전달하는 것이 중요할 뿐만 아니라 필수적이다.

그런 환자에게 하루 중 흔히 있는 급격한 맥박의 변화로 간호사들의 주의를 돌려
야 할 것이다. 아주 흔한 케이스는 다음과 같다. 새벽 3시에서 4시 사이에는 맥박
이 130정도로 빨라지고 실낱 같아져 맥박이 아니라 피부 아래서 실이 떨리고 있
는 것처럼 느껴진다. 이 이후에 환자는 잠을 한 숨도 자지 못한다. 정오 즈음에 맥
박은 80으로 떨어진다. 이는 약하고 압축적이지만 꽤 괜찮은 정도이다. 만약 환자
가 낮 동안에 흥분할 만한 일이 있었으면 밤에 환자의 맥박은 거의 감지할 수도 없
을 정도가 된다. 하지만 만약 환자가 좋은 하루를 보냈다면 맥박은 강하고 안정적
으로 되며 낮보다 더 빨라지지 않는다. 이것은 흔한 맥박의 흔한 연혁이다. 그리
고 낮 동안에도 동일하게 변화하는 다른 경우도 있다. 거의 항상 맥박으로 진단될
수 있는 염증이나, 어떤 것으로도 올라가지 않는 낮은 맥박이 동반되는 장티푸스
의 경우에는 이러한 큰 변화가 없다. 그리고 의사와 간호사들은 이를 확인하지 않
는 것에 익숙해진다. 정말로 의사는 그 변화를 찾을 수 없다. 그러나 변화 그 자체
는 중요한 특징이다.

위와 같은 케이스는 종종 소위 "갑작스럽게 발작"하는데, 이는 며칠 간의 사소한

은 절대적으로 금지했기 때문이다.

틀림없이 아무런 과학적 지식이 없지만 이런 상태에 관한 관찰과 경험이 많은 사람이라면 한 가족의 구성원이나 어떤 집의 거주자의 수명에 관해 가장 과학적인 의사가 맥을 짚은 것보다 더 정확하게 예상 할 것이다. 그 의사가 그들의 생활 상태에 관해서 질문을 하지 않는다면 말이다.

생명 보험과 같은 집단에서 의사 대신 집과 생활환경, 생활 방식을 점검하는 사람을 보내 점검을 한다면 얼마나 더 정확한 결과를 도출할 수 있을까? W. 스미스는 매우 건강한 노익장이지만 다음 콜레라 대유행 때는 운이 좋지 않을 가능성이 높다는 것을 알게 될 것이다. J 부부는 강하고 건강한 부부이

질병에서 탈진이 축적되어 죽음을 발생시키는 데 필요한 합에 이르게 되는 것이다. 그러면 관찰을 한 간호사를 제외한 모든 사람들이 소리를 높인다. 누가 생각이나 했겠냐고. 간호사는 그 환자에게 다시는 회복할 수 없는 탈진이 올 것이라고 항상 예상했다. 왜냐하면 그는 그 환자가 만약 며칠 간 만이라도 이미 빠듯한 매일의 수면과 영양을 취하지 못하면 힘을 더 끌어낼 수 있는 자원이 없다는 것을 알았기 때문이다.

나는 종종 정말 좋은 간호사들이 환자가 처한 진짜 위험을 의사에게 각인시키지 못해서 괴로워하는 것을 보았다. 그리고 이들은 환자가 "의사가 자리에만 있으면" 실제보다 "훨씬 나아 보이거나""훨씬 나빠 보여서" 꽤 짜증이 났다. 이러한 괴로움은 정당하다. 하지만 이는 간호사가 의사에게 자신이 의견을 도출한 원인 사실을 분명하고 간략하게 전달하지 못해서이거나 아니면 의사가 성급하고 경험이 부족해 그러한 사실들을 이끌어내지 못하는 것에 원인이 있다. 자기 환자를 정말로 신경 쓰는 의사라면, 주의 깊은 관찰자이자 분명하게 보고를 하는 간호사가 전달하는 정보를 곧 먼저 묻고 존중할 것이다.

지만 그들이 런던의 그 동네에서, 그 집에 그 정도로 강에 가깝게 살다간 다섯 자식 중 넷은 사망할 것이라는 사실도 알게 된다. 그리고 그 중 생존하는 자식은 누구인지도 알 수 있을 것이다.

"평균 사망률"은 몇 퍼센트나 죽을 지에 관해서만 알려준다. 관찰을 하면 그 백 명 중 누가 사망할 지 알게 된다.

"Average rate of mortality" tells us only that so many per cent. will die. Observation must tell us which in the hundred they will be who will die.

평균은 우리를 세심한 관찰로부터 멀어지도록 유혹한다. "평균 사망률"은 고작 그 도시의 몇 퍼센트, 그리고 1년에 몇 명이나 사망하는지 알려줄 뿐이다. 하지만 "평균 비율"은 A나 B가 그 중 한 명일지 알려주지는 못한다. 예컨대, 우리는 내년 런던에서 1000명 중 22명에서 24명이 사망한다는 사실을 알고 있다. 하지만 환경에 대한 세심한 질문을 하면 어느 구역, 아니, 어느 도로, 그 도로의 어느 편, 어느 특정 건물, 심지어는 그 건물의 몇 층에서 사망률의 초과량이 발생할지, 즉, 나이를 먹기 전에는 죽지 말았어야 할 사람이 사망하는지 알 수 있다.

그렇다면 어떤 사람이 그 거리 그 건물 그 층에서 왔다는 사실을 알면 그에 대한 의견을 형성하려 함에 있어서 실체적으로 영향을 미치지 않겠는가.

이보다 더 정밀하게 관찰을 할 수 있다면 결론은 더 정확해질 것이다.

세대에 걸쳐 같은 이름이 구빈원의 명부에 등장한다는 것은 잘 알려진 사실이다. 이는 극빈층을 만드는 환경에서 나고 자란 사람들은 세대를 거듭하여 같은 환경에 놓이게 된다는 뜻이다. 죽음과 질병은 구빈원과 똑같다. 그들은 같은 가문의 같은 집, 다시 말하자면 같은 환경에서 계속해서 발생한다. 그 죽음과 질병이 무엇인지 관측해내지 못할 이유가 무엇인가?

세심한 관찰자라면 그런 가족은 그 구성원이 결혼을 하든 말든, 사라질 것이라고 안전하게 예측할 수 있을 것이다. 그렇지 않으면 도덕과 신체가 쇠퇴할 것이라고 예측할 수 있을 것이다. 하지만 누가 여기서 가르침을 얻는가? 이와 반대로, 그런 집에서는 열의 여덟의 경우에 아이들이 죽을 것이라고 잘 알려져 있음에도 사람들은 더 할 수 있는 말이 없다고 생각할 것이다. 신의 섭리가 이보다 더 명확하게 나타나는 것이 어디 있는가? 하지만 아무도 듣지 않는다. 그 가족은 모두가 죽을 때까지 그 집에서 살고, 그 후에는 다른 가족이 그 집에 들어와서 산다. 그들은 "죽은 자가 살아 돌아와도" 듣지 않을 것이다.

관찰은 어디에 활용되는가.
What observation is for.

온전한 관찰의 중요성에 대해서 논함에 있어서, 관찰에 왜 필요한지를 놓쳐서는 안 된다. 잡다한 정보와 신기한 사실들을 모으는 것이 목적이 아니라, 생명을 살리고 건강과 안정을 증진하는 것이 그 목적이다. 이러한 주의를 주는 것이 의미가 없어 보일 수도 있지만, 얼마나 많은 남성들이 (그리고 몇몇의 여성들도) 과학적 목적만이 눈에 들어오는 것의 전부이고 환자의 신체는 약물을 투여하는 저수지처럼 여기고 수술을 해야 하는 질병은 참여자들에게 특별한 정보를 제공하기 위해 환자가 만든 특이한 케이스처럼 여기는 지 알면 놀라울 것이다. 이것은 절대로 과장이 아니다. 만약 당신이 생각하기에 환자가 청동 주전자에 의한 중독이 있었다고 판단했다면 관찰의 신비한 광산을 잃게 되는 것은 생각하지 않고 그 환자와 가능한 모든 피해의 원인과의 관계를 모두 즉시 차단해야 한다. 하지만 모두가 그렇게 하지 않고, 실제로 의료 윤리 문제가 되었다. 의료 관계자는 중독 상황이 의심되는 때에 어떻게 해야 하는가? 이에 대한 대답은 매우 간단해 보인다. 바로 환자에게 신뢰할 만한 간호사를 배치하든가 그 케이스를 포기하는 것이다.

신뢰받는 간호사는 무엇을 해야 하는가.
What a confidential nurse should do.

그리고 기억해라. 모든 간호사는 믿음직한 사람이어야 한다. 다시 말하자면, "신뢰받을 수 있는" 간호사 여야 한다. 그는 그런 상황에 얼마나 금방 놓이게 될 지 모른다. 그는 소문내기를 좋아하지 않아야 하고, 공연한 수다를 떨지 않아야 한다. 그는 그럴 권리가 있는 사람이 아니라면 환자에 관한 질문에 대답하지 않아야 한다. 이는 말할 필요도 없지만 간호사는 철저하게 냉철하고 정직해야 한다. 그리고 이 보다 더 중요한 것은 그는 독실하고 신실한 사람이어야 한다. 그의 손에는 종종 신이 내린 소중한 생명이라는 선물이 말 그대로 달려있기 때문에 자신의 소명을 존중하여야 한다. 그는 온전하고 섬세하며 빠른 관찰자여야 한다. 그리고 그는 섬세하고 적절한 감정을 가진 여성이어야 한다.

실질적인 목적으로서 관찰.
Observation is for practical purposes.

다시 관찰이 무엇을 위한 것이냐는 질문으로 돌아가자면, 혹자는 관찰 그 자체를 목적으로, 치료가 아닌 탐지가 자신의 업무인 것처럼 여기는 것으로 보인다. 아니, 그보다 심하다. 최근의 유명한 재판에서 3인의 의료진들이 그들 입으로 독물을 의심했으나 이질에 대한 처방을 하고는 독살범에게 환자를 남겨놓았다고 하였다. 이것은 극단적인 경우이다. 하지만 이보다 작은 규모로 보자면 이와 같은 행동은 우리 모두가 인식하지 못하게 발생한다. 환자 사례에 참여한 사람들이 얼마나 그 환자는 그런 공기, 그런 방, 혹은 그런 환경에서 회복하지 못할 것임을 완벽하게 잘 알고 있었다고 말하고는 환자에게 약을 투여하고 그런 독이 되는 것을 제거하려고도, 환자를 독이 되는 것에서부터 멀리 떨어뜨리려고 시도도 하지 않는가. 아니, 그보다 적당한 방향, 즉 그 문제를 처치할 수 있는 유일한 사람들에게도 자신의 의견을 언급하지도 않는다.

위생 간호는 내과의 케이스에서 만큼 외과의 케이스에서도 중요하지만, 외과 간호를 대체하지 않는다.

Sanitary nursing as essential in surgical as in medical cases, but not to supersede surgical nursing.

앞서 언급한 모든 것들은 환자 일반보다 어린이와 임산부에 더 적용된다. 또한 내과의 케이스에서 만큼 외과의 간호에도 역시 적용된다. 실제로, 이가 가능하기만 하다면, 병든 사람 보다 외부 부상이 있는 사람이 더 많은 보살핌이 필요하다. 그렇지 않으면 열병 혹은 병원 괴저, 농혈증, 화농 분비물의 일종이 발생할 수 있다. 복합 골절 환자 케이스나, 절단, 단독 환자 케이스가 있다면 그 환자들을 담당하는 간호사가 이 노트들에서 열거된 것들을 어떻게 보느냐에 따라 앞선 병원 발 질병에 환자가 시달리느냐가 결정된다. 만약 간호사가 자 기 병실을 외과, 특히 화농과 그 분비물이 흔한, 케이스에서 쉽게 발생하는 이 답답한 악취로 가득하게 놔둔다면 모든 인간의 가능성을 들어 회복했어야 하는 한창때의 생기 있는 환자가 서서히 가라앉아 사망하는 것을 보게 될 것이다. 외과 간호사는 항상 청결의 부족과 더러운 공기, 빛과 온기의 부족에 대항하여 망을 보고, 경계를 하여야 한다.

그럼에도 불구하고 보건 간호가 이 노트들의 주제라 하여 그 누구도 간호의 손재주라고 불리는 것을 과소평가해서는 안 된다. 환자는 청결한 궁전에서 과다출혈로 사망할 수도 있다. 자기 스스로 움직일 수 없는 환자는 간호사가 그의 옷을 갈아 입히고 목욕시키는 방법을 모르기 때문에 그에게 모든 공기, 빛, 고요의 요소가 갖춰져 있어도 욕창으로 사망할 수 있다. 하지만 손재주로서의 간호가 여기서 다뤄지지 않은 것은 다음과 같은 세 이유 때문이다. 1. 이 노트들은 이것이 환자식 요리법 매뉴얼이 아닌 것 만큼 간호의 매뉴얼인 척하지 않는다. 2. 유럽에서 누구보다도 소위 외과 간호, 즉 실용적이고 육체적 간호를 많이 접한 저자 본인이 간호는 책으로 배우는 것이 불가능하고 병원의 병실에서만 온전히 배울 수 있다고 진실로 믿기 때문이다. 그리고 또한 외과 간호의 완벽은 유럽 다른 곳에서는 볼 수 없고 런던 병원의 옛날식 "자매님"에 의해서만 실천된다고 진실되게 믿기 때문이다. 3. 몇 천명이 나쁜 공기 등으로 죽어가지만 외과 간호는 완벽에 가까운 경우는 있지만 이 반대는 상대적으로 드물기 때문이다.

어린이들 : 같은 것에 대한 더 현저한 민감성.
Children: their greater susceptibility to the same things.

어린이들로 이야기를 돌려보겠다. 그들은 어른들에 비해서 유독한 영향에 훨씬 더 민감하다. 그들은 똑같은 것에 영향을 받지만 더 빠르고 심각하게 그 영향이 나타난다. 즉, 신선한 공기가 부족하거나, 적절한 온기가 부족한 경우, 집이나 옷, 침구, 신체가 불결한 경우, 깜짝깜짝 놀라게 하는 소음들, 부적절한 음식, 시간을 제때 맞추지 않는 것, 단조로움과 빛의 부족, 침구가 너무 많거나 너무 적은 것, 혹은 일어나 있다면 그들의 담당하는 자의 관리할 의욕의 부족에 의한 영향을 말한다. 그러므로 어린이의 경우에는 이것들을 돌보는 것이 더 중요하고, 아픈 어린이들의 경우에는 더더욱 중요함을 강조할 수밖에 없다.

무엇보다 아이들에게 가장 해가 되는 것은 나쁜 공기이고, 이는 밤에 가장 심각하다. 밤에 그들이 자는 방의 문을 꼭 잠그는 것은 아이들에게 파괴적이다. 그리고 만약 아이의 호흡이 질병에 의해 엉망이 되었다면, 같은 방에 있는 어른은 조금의 불편도 느끼지 못할 정도의 나쁜 공기에 몇 시간만 있어도 목숨이 위험하다.

다음의 구절은 최근에 발간된 훌륭한 "유아와 아동의 급사에 관한 강연"에서 발췌한 것인데, 아동에의 주의 깊은 간호가 생명유지에 필수적으로 중요함을 보여준다. "유아나 어린 아동이 급사하는 경우, 대부분 이는 사고에 의한 것이다. 그들이 앓았던 병의 필연적인 결과가 아니다."

여기에서 더한다면, 어른들이 사망하는 경우 얼마나 자주 이가 "질병의 필연적이고 피할 수 없는 결과는 아니다"라는 것을 알기만 한다면 매우 바람직할 것이다. "급사"를 저기서 빼라. (중년에서 급사는 상대적으로 드물기 때문이다) 그러면 저 문장은 모든 연령대에 거의 동등하게 적용되는 사실이 된다.

병이 든 아동이 "사고로" 죽는 경우의 원인은 다음 나열된 바와 같다. "놀라게 할 수 있는 갑작스러운 소음, 잠깐 동안 뿐이라도 피부 겉면을 차갑게 하는 급격한 온도의 변화, 잠에서 불시에 혹은 너무 성급하게 깨우는 것, 과도하게 많은 식사","신경계에 갑작스러운 영향, 모든 성급한 자세 변경, 다시 말하자면 호흡 과정을 방해할 수 있는 모든 요인".

아주 약한 성인 환자에게도 이러한 요인들이 (많은 경우 "갑작스럽게 치명적" 이지는 않지만, 그래도) 일반적으로 알려

져 있는 것에 비해서 더 자주 되돌이킬 수 없는 결과를 가져
온다는 점을 더할 수 있을 것이다.

어린이나 어른 모두, 병자나 건강한 자 모두(물론 아픈 어
린이가 다른 이들보다 더 하겠지만)에게 있어 가장 흔하고 치
명적인 원인은 몇 주나 몇 달간이면 더하겠지만 몇 시간 뿐이
라도 나쁜 공기 안에서 잠을 자는 것이다. 이러한 환경은 다
른 환경에 비해서 호흡에 더 많은 장해를 유발하여 질병을 앓
는 환자에게 "사고로 인한" 사망을 불러온다.

내가 여기서 차가운 공기와 신선한 공기를 착각하지 말라
고 주의를 다시 줄 필요는 없을 것이다. 환자에게 신선한 공
기를 전혀 주지 않고도 그를 치명적으로 춥게 할 수도 있다.
그리고 환자를 춥게 하지 않고도 꽤, 아니 훨씬 더 잘 신선한
공기를 줄 수도 있다. 이것이 좋은 간호사를 판명하는 테스트
이다.

특히 호흡 기관에 영향을 미치는 질병, 예를 들자면 질병에
의하여 장기적으로 지속되는 졸도의 경우에는, 폐에는 신선
한 공기를, 피부에는 온기를, 그리고 (환자가 삼킬 수 있는 상
태가 되면) 따뜻한 음료를 자주 주는 것이 옳고 유일한 치료
법이다.

하지만 종종 간호사나 어머니들이 이를 반대로 하는 경우가 있다. 신선한 공기가 들어올 수 있는 모든 구멍은 꼭꼭 막고 이미 너무 적은 열을 내고 있는 몸은 춥게 내버려 두거나 무거운 천으로 이들을 덮는다.

"마치 호흡이 모든 주의를 기울여야만 행해질 수 있는 기능인 것처럼 조심스럽고 불안하게 숨을 쉬는 것"은 어린이들의 드물지 않은 상태라고 하며 위에서 나열한 것들 모두를 돌봐야 할 징조라고 인용한다. 성인이어도 아주 약한 환자는 의식적으로 호흡을 한다는 사실이 자주 인지되었음은 틀림이 없다.

"호흡 기능이라는 완벽한 수행을 질병이 방해하면, 이의 온전한 운동에 부담이 가해져 전체 구조가 급정지하게 된다"라고 한 과정을 설명한다. "생명유지 기능이 활동함에 있어 신경계의 힘이 떨어지게 되어 목숨을 잃는다"는 것이 다른 과정으로 제시되었는데, 이는 유아의 "사고"사에 주로 원인이 되는 것이다.

중년에 있어서도, 일반적으로 갑작스럽지는 않지만, 이 두 과정에 의해 죽음에 이르는 경우를 볼 수 있다. 그리고 나는 여기서 언급된 "급정지"가 같은 이유로 중년에게 발생하는 것을 본 적이 있다.

요약
Summary.

요약하자면, 간호의 기술에 관한 모든 논쟁은 여성이 보건 지식을 갖는 것의 바람직함에 대한 가장 흔한 두 가지 반대의견 하나는 여성 자신들에 의한 것이고, 다른 하나는 남성들에 의한 것에 대한 대답과 경고 하나로 이루어진다.

여성들의 신중하지 못한 아마추어식 투약. 건강 원칙에 대한 진짜 지식만이 이것을 방지할 수 있다.
Reckless amateur physicking by women. Real knowledge of the laws of health alone can check this.

남성들이 흔히 하는 말은 여성들에게 건강의 원칙을 가르치는 것은 현명하지 못한 것이라고 한다. 그 이유를 묻자면 그들에게 투약을 하는 습관이 생기기 때문이라는 것이다. 실제로 비전문가의 투약이 너무 많이 이루어 지고 있으므로 이는 사실이다. 한 저명한 의사가 말하기를, 어머니들, 가정교사, 그리고 간호사들이 아이들에게 그 양이나 투여기간에 있어서 어떤 의사가 그들 경험을 통틀어 처방한 것보다 과도한 감홍을 주었다고 알고 있다고 하였다. 다른 의사는 여성들은 약이라고 하면 감홍과 연하제 밖에 모른다고 한다. 이는 부인할 수 없이 너무 종종 있는 일이다. 전문적인 의료 업무에서

비전문가 여성[1]의 무분별한 투약 같은 것은 볼 수 없다. 하지

1 나는 "파란 알약"을 의사로부터 처방 받은 부인들이 일주일에 두세 번씩 일상적인 연하제로, 이가 가진 효과를 가정하여, 이것을 남에게 주고 직접 복용하는 것을 보았다. 나는 의사에게 이것을 보고하게 된 경우가 있었는데, 그 의사는 그 후에 이를 상대적으로 덜 독한 약으로 바꿨다. 그 부인은 나에게 찾아와 "복부가 편안하지 않다"고 불만을 표했다.

만약 어떤 여성이 약을 주거나 복용할 경우, 지금껏 가장 안전한 방법은 매번 "의사에게" 그를 보내는 것이다. 왜냐하면 나는 약을 주기도 하고 복용도 하는 어떤 여성을 알고 있는데, 그는 가장 흔한 약의 이름도 기억하려고 하지 않아서 예를 들면 콜로신스와 콜히친 제제를 혼동하기도 하였다. 이는 "맹렬하게" 날카로운 연장을 가지고 노는 것이다.

런던의 주치의에게 자기가 사는 시골 동네에 질병이 도지고 있으니 이를 위해 자신도 곧잘 마음에 들었던 처방전을 써달라고 부탁하는 편지를 보내는 훌륭한 여성들이 있다. 그리고 이 약을 그들의 친구들과 이를 복용할 가난한 이웃들에게 나눠준다. 여기서, 어떻게 하면 정확하고 적절하게 투여해야 하는지, 그리고 모든 결과가 어떨지도 모를 게 분명한 약을 나눠주기 보다 이웃들에게 문 앞의 똥더미를 치우라고, 열리는 창문 혹은 이 노트 사의 환풍기를 설치하도록, 아니면 집을 깨끗이 청소하고 회벽칠을 하도록 설득하고 돕는 것이 더 낫지 않겠는가? 이런 것들은 확실하게 유익하다. 경험이 부족한 약물의 투여는 그 이득이 전혀 확실하지 않다.

동종요법은 비전문가 여성의 투약 행위에 있어서 중요한 개선을 가져왔다. 왜냐하면 이것의 규칙은 훌륭하고, 투약방법은 상대적으로 무해하기 때문이다. 한 가지 우스꽝스러운 것이라면 "입제"인데, 이는 좋은 것이 용인되기 위해서는 필수적인 것으로 보인다. 여성들이 약을 나눌 것이라면 그들에게 동종요법의 약제를 주도록 하라. 이는 아무 해가 되지 않는다.

여성들 사이에 보편적으로 잘못 알려진 것은 모두가 24시간에 한번씩은 변을 보아야 하며, 그렇지 못하면 즉시 연하제의 도움을 받아야 한다는 추정이다. 이와 반대가 경험의 결론이다.

이는 의사가 말할 주제이므로 깊이 들어가지는 않겠다. 하지만 단순히 반복해서 말하건대, 의사에게 먼저 상의하지 않고 스스로나 당신의 자녀에게 가공할 "연하제를 코스로" 투여하지 말라.

식단을 선택하는 것으로 장운동이 조절이 되지 않는 경우는 매우 드물다. 모든 여성은 스스로 지켜보면서 어떤 식단이 이렇게 하는지 알 수 있다. 나는 식단에 고기가 부족하면 채소가 부족할 때와 비슷한 정도로 자주 변비가 일어나는 것을 알게 되었다. 제과점에서 산 빵의 경우에는 이 두 경우보다 더 자주 발생한다. 집에서 만든 갈색 빵은 다른 것 보다 더 종종 변비를 치유한다.

만 이것은 경험이 많고 관찰을 잘 하는 간호사라면 하지 않는 일이다. 그는 자기 스스로에게, 혹은 다른 사람에게 투약하지 않는다. 또한 어머니들, 혹은 가정교사들이나 간호사들을 위하여 건강의 관찰과 경험에 관한 것들을 구축하는 것이 바로 비전문적인 투약을 막은 방법이다. 만약 의사가 이런 것을 알았더라면, 간호사가 자기 말을 더 잘 듣고, 방해 대신 도움이 되었을 것이다. 그런 교육들이 의사의 할 일이 줄어들게 할 것이다. 하지만 누구도 의사들이 자기 일이 더 많아지게 하기 위해서 질병이 더 많아지기를 바란다는 말을 믿지 않는다.

병리학은 무엇을 가르치는가. 관찰 하나만이 가르치는 것은 무엇인가. 약물은 무엇을 하는가. 자연 하나만이 하는 것은 무엇인가.
What pathology teaches. What observation alone teaches. What medicine does. What nature alone does.

여성들이 종종 말하기를 그들은 "병리학"에 대해서 알 수 없고 "해부"를 할 수 없기 때문에 건강의 법칙에 대해서, 혹은 자기 자녀의 건강을 지키기 위해 무엇을 해야 하는지에 대해서 알 수 없다고 한다. 이것은 풀려고 시도조차 하기 어려운 관념의 혼란이다.

과사전. https://www.britannica.com/biography/Jacqueline-Marie-Angelique-Arnauld)

병리학에서는 질병이 어떤 해를 끼치는 가에 대해서 가르친다. 하지만 그 이상은 가르치지 않는다. 병리학의 장점이자 단점이지만, 우리는 관찰과 경험이 없으면 건강의 법칙에 대해서 아무것도 알지 못한다. 그리고 관찰과 경험만이 건강상태를 유지하거나 회복시키는 법을 가르쳐 준다. 많은 사람들이 약물이 치료의 과정이라고 생각한다. 이는 사실이 아니다. 약물은 팔다리와 장기에 외과 수술을 하는 것처럼 신체 기능에 수술을 하는 것이다. 이 둘 다 장해물을 제거하는 것 외에는 아무것도 할 수 없다. 치료도 하지 못한다. 자연만이 치료할 수 있다. 수술로 치료에 장해가 되는 총알을 팔다리로부터 제거할 수는 있지만 그 상처는 자연이 치유한다. 이는 약물도 마찬가지이다. 신체기능에 장해가 발생한다고 하자. 우리가 아는 한 약물은 자연을 도와 그러한 장해를 제거하는 데 도움을 주기는 하지만 그 이상은 하지 않는다. 그리고 이 두 상황 모두에서 간호사가 해야 하는 일은 환자를 가장 좋은 환경에 있도록 하여 자연이 제 할 일을 하도록 하는 것이다. 일반적으로 이와 반대가 이루어진다. 신선한 공기와 고요, 그리고 청결은 사치스러운, 혹은 위험한 호사라고 생각하여 편리한 때에만 환자에게 주어져야 하고 약이야 말로 필수적인 것이며 만병치료제라고 생각한다. 만약 내가 이러한 환상을 깨트리는 데 조금이라도 성공한다면, 그리고 무엇이 진정한 간호인지 보여줄 수만 있다면 내 목적은 달성된 것이다.

그럼 지금부터는 경고할 사항에 대하여 논하겠다.

남성들과 심지어는 여성들 사이에서도 흔히 받아들여지는 발상인데, 이는 한 여성이 좋은 간호사가 되기 위해서는 그가 사랑에서 실망하거나, 원하는 것이 이루어지지 못했거나, 만사에 넌더리가 나있거나, 다른 것은 할 수 없어야만 한다고 보는 견해이다.

여기서 멍청한 늙은 남성이 "돼지치기는 이제 자기 수준에 맞지 않기 때문에" 교사가 된 어떤 교구가 떠오른다.

위에서 나열한 좋은 간호사가 되는 방법을 좋은 하인이 되는 법에 적용시켜 보라. 그러면 이는 실패함이 드러날 것이다.

그럼에도 최근의 인기 소설 작가들은 사랑에 실망하거나 막 응접실에서 벗어나 부상 입은 연인을 찾기 위해 군병원을 찾아가서, 이런 연인을 찾으면 그를 위해서, 예상한 대로, 당장 병실을 저버리는 아가씨들을 만들어냈다. 그러나 이 작가들은 이 아가씨들이 그렇게 한 것이 나쁘다고 판단하지 않고 오히려 그들을 간호의 영웅으로 보고 있다.

자기들이 하나도 모르지만 많이 알고 있다고 생각하는 일에 관해서 이 인정 많은 남성들과 여성들이 얼마나 잔인한 실수를 하는지 모른다.

　병원은 둘째치고 큰 병실의 일일 관리, 인간 생사의 법칙과 병실에서의 건강의 법칙에 대한 이해 (그리고 병실이 건강한가 건강하지 않은가는 간호사가 얼마나 아느냐에 달려있다) 다른 기술 만큼 이 문제들도 경험과 주의 깊은 탐구로 배워야 할 정도로 충분히 중요하고 어렵지 않은가? 이런 것들은 사랑에 실망한 아가씨나 먹고 살기 힘든 가난한 구빈원의 육체노동자가 영감을 받는다고 생기는 것이 아니다.
　그런 엉뚱한 관념 때문에 환자들이 받는 피해는 끔찍하다.

　이런 측면에서 (그리고 이는 왜겠는가?) 가톨릭 국가에서는 작가와 노동자 모두 최소한 이론의 측면에서는 우리를 훨씬 앞서 있다. 그들은 훌륭하게 일을 하는 수녀원장이나 수녀가 되는 데 그런 출발을 절대로 상상하지 않을 것이다. 그리고 많은 수녀원장들이 지원자들 중 다른 "할 일"이 없어서, 혹은 그 외에는 달리 지원할 이유가 없어 보이는 사람들은 거절하였다.

　우리가 "서약을 하지 않는 것"은 사실이다. 하지만 어떤 기술이든, 특히나 구호의 기술에서, 이를 올바르게 배우려는 진정한 정신은 세상 모든 것과 그 외의 것들에 대한 넌더리가 아님을 우리에게 "서약"으로 납득시킬 필요가 있는가? 우리는 진정으로 우리 인류에 대한 (그리고 그것의 한 분파로 간호에 대한) 사랑을 이렇게 낮은 위치에 두는가? 포트 로얄의 메레 앙젤리크가 뭐라고 하겠는가? 프라이 부인[2]은 이에 대해서 뭐라고 하겠는가?

노트 : 내 자매들에게 나는 요즘 어디에나 산재한 양쪽의 잡다한 소리를 (왜냐하면 이는 모두 동일하게 허튼소리이기 때문에) 무시하라고 진심 어린 부탁을 하고 싶다. 다시 말해, 여성의 "권리"에 관한 것인데, 여기서 단지 남성이 한다는 이유로 이것이 여성이 하는 것이 최선인가 하는 고려 없이 의료나 다른 직업의 모든 것을 여성도 하라고 주장한다. 다른 한편의 헛소리로는 단지 여성이라는 이유로 여성으로서의 본분을 기억하라"는 등 "이것은 여자가 하는 일"이니까 "저것은 남자가 하는 일"이니까, "이런 것들은 여성이 하지 말아야 하는 일"이라고 하며 남성이 하는 어느 것도 하지 말라고 하는데, 이들은 전부 주장일 뿐, 그 외에 아무것도 아니다. 당연히 여성은

---

2 역자 주: Elizabeth Fry (1780. ~ 1845.). 1817년 여성 수감자 개선을 위한 협회를 결성하여 교도소의 문제들을 개선한 것과 정신병원의 개선을 위해 노력한 것으로 유명하다. 간호사 교육과 노동자 계층 여성의 교육, 빈곤층을 위한 주택 제도 등 그 외 사회제도 전반의 개선에도 힘썼다. (출처: Elizabeth Fry Charity. https://www.elizabethfry.co.uk/History)

신이 창조한 세계의 일에서 어느 쪽에 기울어 지지 않고 자신이 할 수 있는 최선을 해야 한다. 서로 다르다 할 것 없이 이 둘 모두 "다른 사람들이 뭐라고 할까", 남들의 의견과, "외부의 목소리"에 신경 쓰는 것이 아니면 무엇인가? 한 현명한 사람이 말했듯이, 외부의 목소리에 신경을 써서 훌륭하거나 유용한 일을 한 사람은 아무도 없다.

당신은 당신이 한 좋은 일이 "여자치고 대단하시네요!"라는 반응을 받기를 원하거나 좋은 일을 함에 있어서 "네, 그렇지만 그것은 여자에게 어울리지 않는 일이기 때문에 해서는 하지 말았어야 해요,"라는 말로 저지당하지는 않을 것이다.

주목할만하게 여자가 할 수 있었어야 하는 일이기 때문에 그 일이 좋은 일이 되지는 않는다. 또한 남자가 했어야 하는 일을 여자가 했기 때문에 그 일이 나쁘게 되는 것도 아니다.

오, 이런 잡소리들을 무시하라. 그리고 소박하고도 일심전력으로 신의 임무에 행한 자신의 길을 똑바로 가라.